CONSTANZE BAIER

unverschämt. weiblich

IMPRESSUM

Verlag
edition progris
Heidekampweg 17
12437 Berlin
www.edition-progris.de

Autorin

www.constanzebaier.com

1. Auflage, 2024
Gestaltung: Anja Hofstödter
Satz: Anja Hofstödter und Vanovi Design GmbH
Lektorat: Lisa Vanovitch

ISBN: 978-3-88777-060-0

Bibliographische Information
Die Deutsche Nationalbibliothek verzeichnet diese Publikation
in der Deutschen Nationalbibliografie; detaillierte bibliografische Daten
sind im Internet über http://dnb.d-nb.de abrufbar.

unverschämt. *weiblich*

Dein Zyklus-Journal für die Reise zu dir selbst

von Constanze Baier

UNVERSCHÄMT

Du selbst

DIESES JOURNAL GEHÖRT:

____

Meine Journal Nummer: ______________

Aufzeichnungen vom ________ bis ________

INHALTSVERZEICHNIS

Alle Menschen reisen in Kreisen.

Wo ein Zyklus endet, beginnt ein Neuer.
Wir brauchen Mut,
Mut zu scheitern,
Mut loszulassen,
Mut zu lieben,
Mut zu vertrauen,
Mut uns verletzlich zu zeigen,
Mut laut zu lachen
Und vor allem über uns selbst.

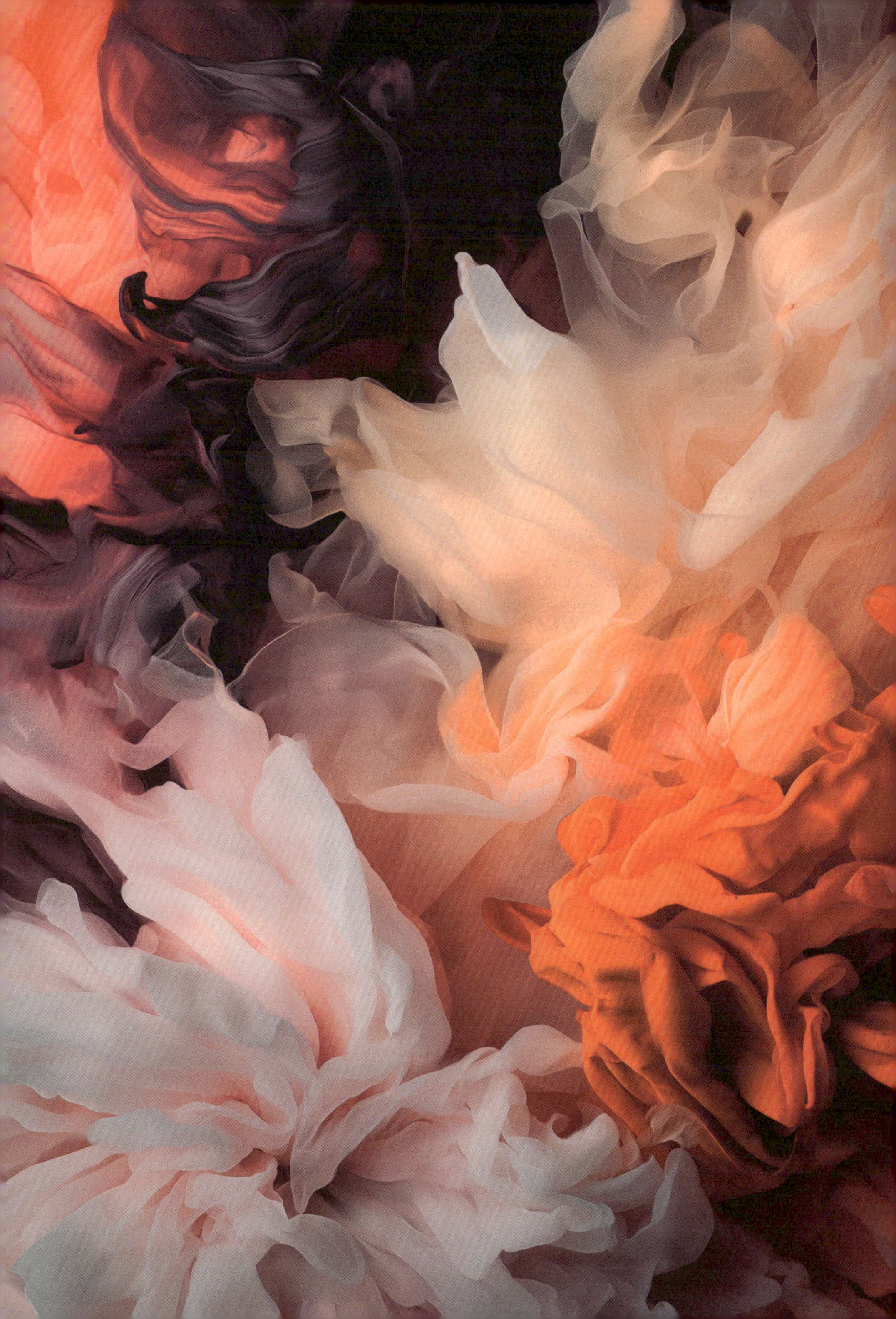

EINLEITUNG

MEINE REISE: UNSER BEGINN

Im Sommer 2016 sitze ich in einem Berliner Loft mit acht Frauen in einem Kreis. Wir alle sind Teilnehmerinnen eines Perioden-Workshops. Ich bin fast 40 Jahre alt und spreche das erste Mal mit anderen Frauen über meinen Zyklus, über meine Periode, über mein Bluten.

Am Boden des Lofts ist ein großer Kreis ausgelegt, der in vier Teile eingeteilt ist. Jeder dieser Teile repräsentiert eine Zyklusphase. Unsere Aufgabe ist es, eine Runde im Kreis zu gehen und wahrzunehmen, was wir fühlen und wie sich diese Gefühle verändern. An manchen Stellen will ich verweilen, mich hinsetzen oder mich hinlegen. An anderen Stellen gehe ich mit Leichtigkeit weiter. An einer Stelle bleibe ich sitzen, später nennen wir sie Frühling. Ich fühle mich zurückversetzt in das Badezimmer meiner Kindheit, als ich meine erste Menstruation erlebe.

Es entsteht eine tiefe Verbundenheit zu meinem jüngeren Selbst. Und so sehe ich mich auf der Toilette sitzen und erinnere mich an die Freude, als ich das erste Blut in meinem Schlüpfer entdecke. Endlich! Endlich ist „SIE“ da! Einige meiner Freundinnen hatten bereits ihre Tage und ich erwartete sie. Ich wollte dazugehören. Freudig rufe ich meine Mutter – sie gibt mir eine Binde und zeigt mir, wie man sie benutzt. Es fühlt sich kalt und technisch an. Mit einem Mal ist der Zauber des ersten Mal direkt im Keim erstickt.

Jetzt, da ich hier im Kreis der anderen Frauen sitze, wird mir schmerzhaft bewusst, wie auf einen Schlag die Schönheit meiner ersten Blutung verloren gegangen ist. Und die Scham übernommen hat.

Jetzt kann ich in Worte fassen, was sich damals so komisch angefühlt hat. Und mir wird klar, dass „ES" etwas ist, worüber man nicht spricht, etwas das verheimlicht, ja sogar versteckt wird. Traurigkeit steigt in mir auf und ich fange an zu weinen. Ich spüre, wie meine ungeheure Freude nicht geteilt wurde. Ich fühle, wie ich damals auf mich selbst zurückgeworfen und allein gelassen war.

Und ich bin dankbar, dass ich mich wieder erinnere und diesen Moment nochmals würdigen kann.

Die meisten Mädchen waren und sind immer noch mit ihrer ersten Blutung auf sich selbst gestellt, in jeder Gesellschaftsschicht. Die meisten Mädchen müssen allein damit zurechtkommen. Nur wenige werden aufgenommen oder „eingeweiht".

WARUM EIN WANDEL IM ZYKLUSBEWUSSTSEIN NÖTIG IST?

Wir sind 4 Milliarden (4.000.000.000) Mädchen und Frauen, die auf diesem Planeten leben, und etwa die Hälfte von uns ist gerade im gebärfähigen Alter (15-49 Jahre). Die allermeisten von uns durchlaufen regelmäßig den weiblichen Zyklus. Täglich menstruieren etwa 400 Millionen Frauen weltweit – eine beeindruckende Zahl.

2023 zählte Deutschland über 9 Millionen Frauen im Alter von

40 bis 55. Laut National Geographic erfahren zwei Drittel davon Wechseljahresbeschwerden unterschiedlicher Intensität.

Und immer wieder frage ich mich: In welcher Gesellschaft würden wir leben, wenn 4 Milliarden Mädchen und Frauen ihre zyklische Natur nicht mehr länger verheimlichen müssen? In welcher Welt würden wir leben, wenn jede Frau ihre Periode und den Wechsel als Zeichen ihrer naturgegebenen weiblichen Kraft ansehen und feiern könnte?

Wie konnte es geschehen, dass so viele Frauen ihren weiblichen Zyklus als nervige Last empfinden und darunter leiden? Und sie kaum erwarten können, dass es endlich vorbei ist.

Meine Antwort: Ich glaube, wir würden in einer Gesellschaft leben, die natürliche Rhythmen und Zyklen nicht nur respektiert, sondern auch als Ausdruck von Fruchtbarkeit, Kreativität und Schöpferkraft ansieht. Eine Gesellschaft, die versteht, dass unsere zyklische Natur ein Symbol für Stärke und die Gesundheit einer Frau ist und dies entsprechend würdigt.

Das liegt mir am Herzen. Für mich. Für dich. Für uns. Für unsere Kinder, unsere Familien und zusammen mit unseren Freundinnen – für die zukünftigen Generationen.

Lass uns gemeinsam über die Tabus und die Scham hinauswachsen und offen über unser Frausein, unsere Menstruation, den Wechsel und all die damit verbundenen Herausforderungen und auch über die Urkraft sprechen. Lass uns gemeinsam die empfundene Last in etwas Schönes verwandeln. Lass uns gemeinsam ein neues Vertrauen in unseren Körper entdecken und uns an unsere weibliche Schöpferkraft erinnern. Lass uns unsere innere Stimme wieder hören, um achtsam mit uns zu sein.

Es ist an der Zeit, dass wir uns wieder mit unserer ureigenen Körper-Intelligenz verbinden und uns erlauben, unsere Körper und ihren natürlichen Rhythmus zu feiern. Es ist Zeit, dass wir uns unsere weibliche Macht zurückzuholen und verstehen, dass unsere Menstruation und unser Blut der archaische Ausdruck unserer urweiblichen Natur ist!

PERIOD! *Punkt.*

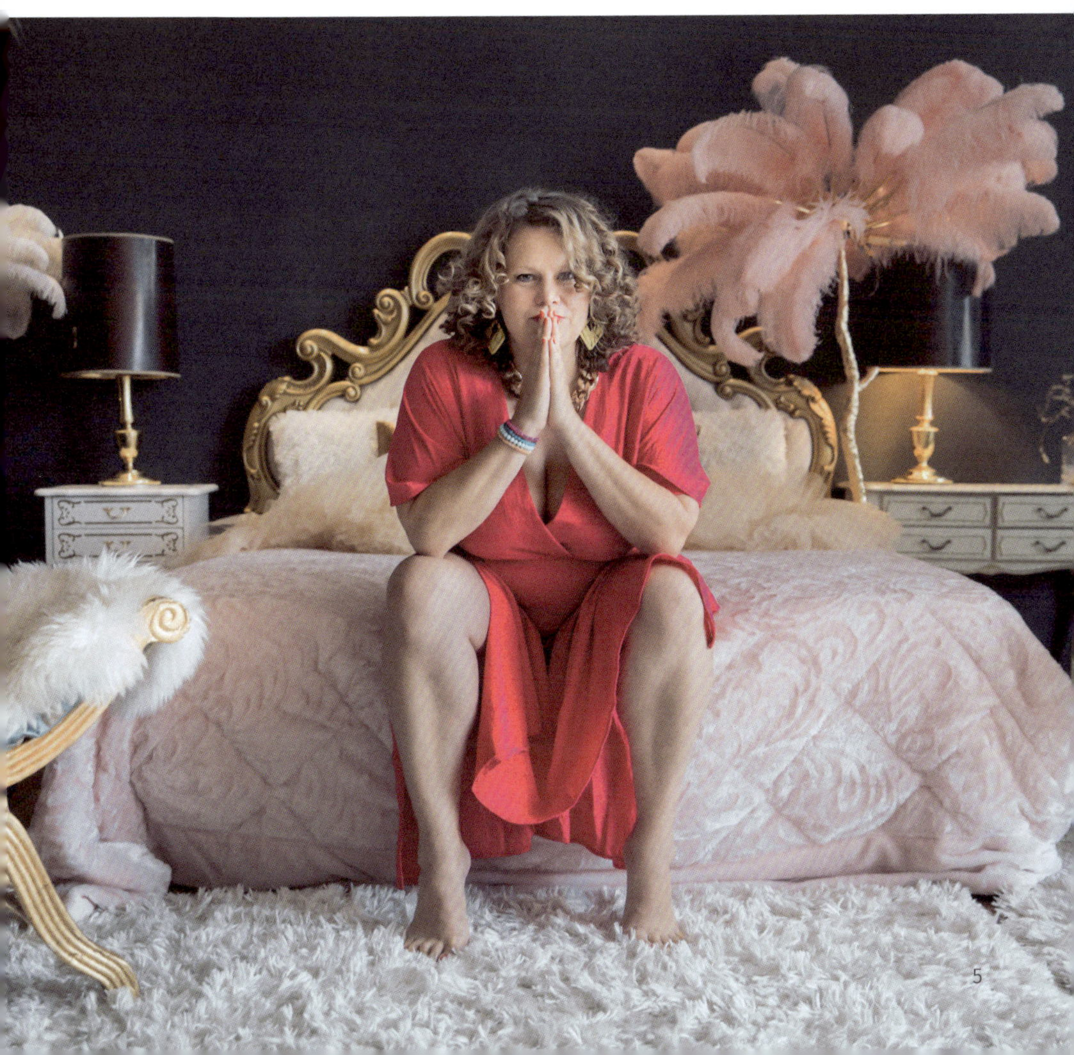

DIE KRAFT DES SCHREIBENS: ENTDECKE DICH SELBST

Mir war es wichtig, ein Journal zu kreieren und kein klassisches Buch. Ich bin überzeugt, dass pures Wissen uns alleine nicht hilft. Vielmehr ist es mir daran gelegen, etwas zu vermitteln, das in dir nachwirkt und in dir wachsen kann. Was du hinterfragen kannst. Und dass du dein Wissen mit deinen eigenen Erfahrungen und mit deiner Wahrnehmung verweben kannst, um es wieder in dein Leben zu integrieren.

Das Schreiben mit der Hand ist ein wunderbares Ritual, das mich schon seit langem begleitet. Es hilft mir, meine Gedanken zu ordnen und meine Gefühle zu spüren. Und vielleicht kennst du das Gefühl, in einer endlosen Gedankenschleife gefangen zu sein. Das Schreiben kann helfen, Ruhe und Klarheit zu finden.

Und vielleicht kennst du auch das: Wir fragen alle: Wie geht's dir? Doch uns selbst viel zu selten. Und genau hier kommt das Journal und das Handschriftliche ins Spiel.

Es gab Phasen, in denen ich endlos viele Seiten füllte. Immer wieder war ich baff, was alles aus mir herauskam, wenn ich den Stift aufs Papier setzte und auf eine simple Frage antwortete. Eine Frage, die an mich gerichtet war. Antworten offenbarten sich mir in einer Einfachheit und Tiefe, die mehr waren als bloße Gedanken.

Das Schreiben mit der Hand verändert uns tief im Inneren und verbessert unsere Selbstwahrnehmung grundlegend. Studien haben gezeigt, dass es eine intensivere Verbindung zu unseren Emotionen herstellt und diese tiefer verankert als das Schreiben auf elektronischen Geräten (Mueller & Oppenheimer, 2014). Darüber hinaus zeigt die Forschung, dass regelmäßiges Schreiben nicht nur das Selbstbewusstsein stärkt, sondern auch hilft, negative Emotionen zu bewältigen und einen positiven emotionalen Ausgleich zu schaffen (Pennebaker & Beall, 1986; King, 2001).

Das Schreiben half mir, meine unterschiedlichen Emotionen auszudrücken und sie sichtbar zu machen, ohne sie länger zu unterdrücken. In den Seiten meines Tagebuchs fanden sie einen Platz, und dort konnte ich sie erkennen und ordnen.

Durch das Schreiben konnte ich meine alten Überzeugungen erkennen und tiefere Einsichten gewinnen. Immer wieder berührte mich eine Wahrheit, die tief in meiner Seele verwurzelt ist - meine Intuition, mein Wissen, das nur darauf wartete, Gehör zu finden. Doch wenn meine Gedanken zu laut waren, konnte ich diese Feinheiten nicht hören.

Und so sind seit vielen Jahren die Seiten meiner unzähligen Journals mein persönlicher Schutzraum, mein heiliger Ort. Hier darf alles sein, und hierher kann ich immer wieder zurückkehren.

Ich lade dich ein, dieses Journal zu deinem Ort der Selbstbegegnung zu machen. Schenke dir deine volle Aufmerksamkeit und lausche deinem Inneren, deinen Bedürfnissen, Gefühlen und Gedanken. Lass all dies durch das Schreiben sichtbar werden und erlaube dir, deine zyklische weibliche Natur zu erforschen und zu würdigen.

Es liegt mir daran, meine Erkenntnisse zu teilen, die in dir nachwirken und wachsen können. Ich wünsche mir, dass unser zyklisches Bewusstsein wieder ein integraler Bestandteil deines

Lebens wird und dass es in unseren Zellen erinnert wird.

Hier ist meine Einladung an dich: Schenke dir täglich ein paar Minuten, um deinem Inneren zu lauschen und die Verbindung zu deiner weiblichen Natur zu stärken.

Dafür habe ich dieses Journal geschrieben. Für dich, als dein Geschenk an dich.

Zeig dich!

IN DEINER GANZEN FÜLLE.
PURE LEBENSKRAFT.

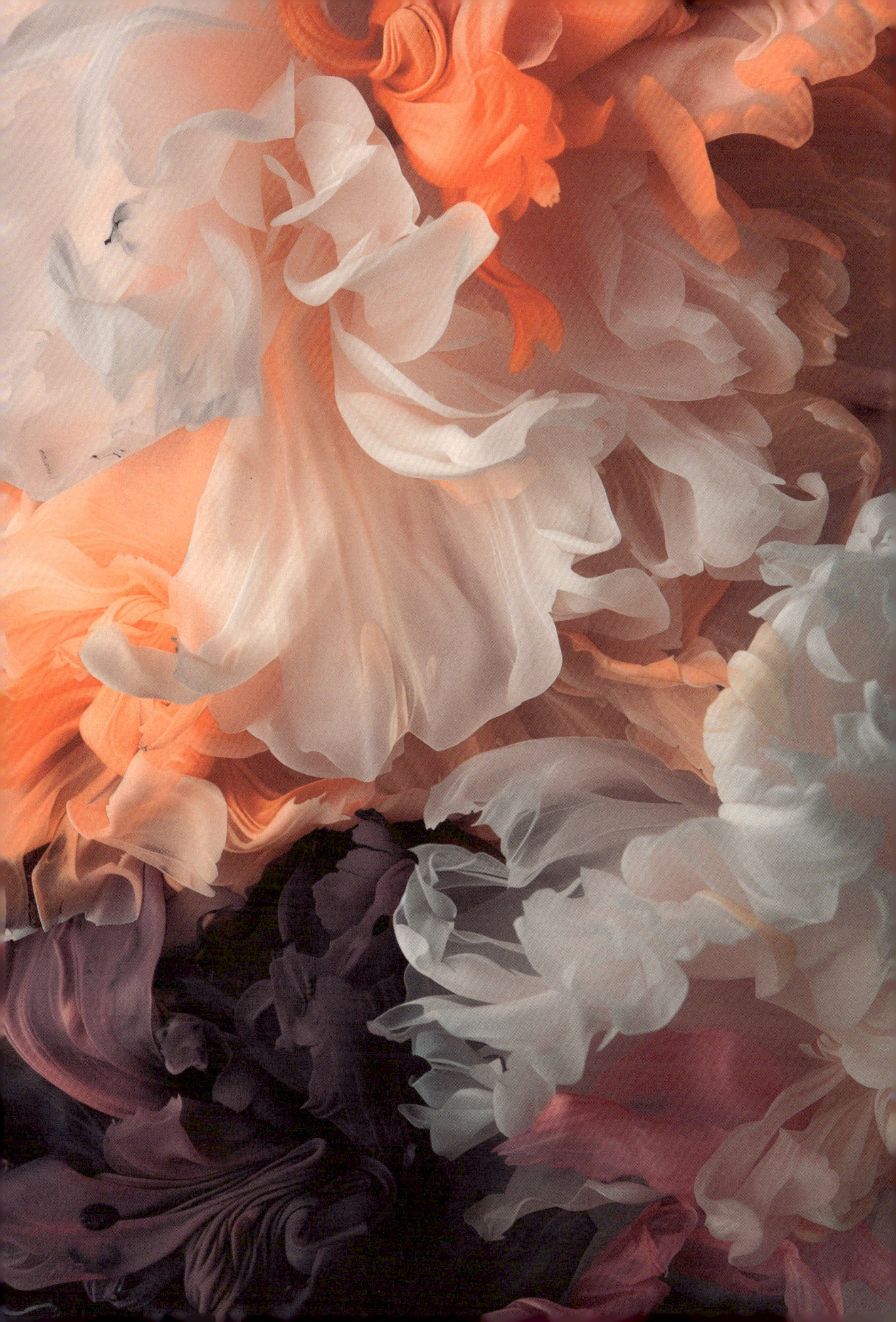

ZYKLEN UND IHRE BEDEUTUNG

DIE WEISHEIT ALTER KULTUREN: ZYKLEN ALS ETWAS HEILIGES

Stell dir vor, du hättest von klein auf verstanden, wie mächtig es sein kann, wenn wir im Einklang mit den Zyklen und Rhythmen der Natur leben. Zyklen sind wiederkehrende Phasen, die einen Anfang und ein Ende haben, während Rhythmen die regelmäßigen Muster und Bewegungen innerhalb dieser Zyklen darstellen.

Wenn wir die äußere Natur als Spiegel unserer weiblichen Natur sehen, haben wir zahlreiche Beispiele für Zyklen und Rhythmen: Die Gezeiten mit ihrer Ebbe und Flut erinnern uns an das konstante Geben und Nehmen, das Fließen und Zurückziehen. Der Mond, der innerhalb eines Monats von voll zu dunkel und wieder zu voll wird, lehrt uns Wachstum und Rückzug. Die Sonne, die täglich auf- und untergeht, versichert uns, dass nach jeder Dunkelheit ein neuer Morgen erwacht. Und das Jahr zieht seine Kreise durch die vier Jahreszeiten, die uns Frühling, Sommer, Herbst und Winter schenken.

Die saisonalen Jahreszeiten sind ein Spiegelbild unserer eigenen Natur und aller Zyklen. Jeder Zyklus drückt sich in vier Phasen aus: eine Phase des Aufbruchs und der Erneuerung (Frühling), eine Phase des Gedeihens und Aufblühens (Sommer), eine Phase der Reife und des Erntens (Herbst) und eine Phase der Ruhe und des Loslassens (Winter). Das ist der Kreislauf des Lebens. Unser Körper und Geist sind eng mit diesen natürlichen Zyklen verbunden. Wir reagieren auf sie und sie beeinflussen unsere physiologischen und psychologischen Prozesse, einschließlich Fortpflanzung und Stimmungsschwankungen.

Es liegt an uns, uns zu erinnern und diese natürlichen Muster in unserem Leben zu erkennen und zu ehren. Die alten Kulturen und Naturvölker haben über Jahrhunderte das Wissen der Sterne, des Mondes und der Jahreszeiten genutzt, um ihre Schöpfungsprozesse zu gestalten und sich an den natürlichen Rhythmen und Zyklen des Universums auszurichten. Für sie war das Leben ein ständiger Kreislauf von Entstehen und Vergehen, in dem sie die spirituelle Tiefe und Harmonie der Natur feierten.

In ihrer tiefen Verbindung mit den natürlichen Zyklen und Rhythmen nutzten diese Kulturen auch physische Manifestationen, um die kosmische Harmonie zu ehren und zu feiern. Steinkreise und Medizinräder sind zwei solcher kraftvollen Symbole, die sie verwendeten.

Steinkreise und ihre Verbindung zu den Rhythmen des Lebens

Steinkreise, die oft in bestimmten Formationen angeordnet sind, dienten als astronomische Kalender und heilige Orte der Verehrung. Durch das Studium der Positionen von Sonne, Mond und Sternen konnten diese Zivilisationen die Jahreszeiten, die Zeit für Aussaat und Ernte sowie bedeutende kosmische Ereignisse wie Sonnen- und Mondfinsternisse genau bestimmen. Diese Steinkreise waren nicht nur Instrumente der Zeitmessung, sondern auch Zentren für spirituelle Praktiken und Rituale, bei denen die Menschen sich mit den Kräften der Natur verbanden und um Segen und Führung baten. Zu den bekanntesten rituellen Plätzen gehören heute noch immer Orte wie Stonehenge in

England und Chichén Itzá in Mexiko. Steinkreise finden wir auch in den Bergen und an anderen Kraftplätzen. Sie werden noch heute für Zeremonien und Rituale genutzt.

Ich habe immer wieder verschiedene Plätze besucht und konnte die Kraft der Natur spüren. Jeder dieser Orte besitzt seine eigene energetische Signatur, seine tiefe kulturelle Bedeutung und lässt uns an den uralten Traditionen der Ahnen teilhaben.

Das Medizinrad als Spiegel des Lebens

Das Medizinrad, das vor allem von indigenen Völkern Nordamerikas genutzt wurde, ist ein symbolisches Instrument zur spirituellen Führung und Heilung. Es besteht aus einem Kreis, der in vier Quadranten unterteilt ist und oft mit Symbolen verziert wird und eine bestimmte Energie verkörpert. Jeder Quadrant repräsentiert eine bestimmte Himmelsrichtung, eine Jahreszeit, ein Element der Natur und eine Phase des Lebens. Früher und heute können wir in Zeremonien, in Gebeten und Meditationen uns mit der Kraft des Medizinrades verbinden, um Heilung zu suchen und Erkenntnisse zu gewinnen.

Eine häufig verwendete Anordnung, die oft mit den Lakota (Sioux) und anderen Plains-Stämmen in Verbindung gebracht wird, ordnet die Elemente, Himmelsrichtungen, Jahreszeiten und Lebensphasen wie folgt zu:

» **Norden:** Winter, Erde, Weisheit, Älterwerden

» **Osten:** Frühling, Luft, Geburt, Neubeginn

» **Süden:** Sommer, Feuer, Jugend, Wachstum

» **Westen:** Herbst, Wasser, Erwachsenenalter, Ernte

Diese Anordnung ist nicht universell. Verschiedene Stämme und Traditionen interpretieren das Medizinrad unterschiedlich.

Es fasziniert mich zutiefst, dass sich im monatlichen Zyklus einer Frau die Natur widerspiegelt. Jeden Monat durchlaufen wir Frauen den Prozess eines inneren Frühlings, Sommers, Herbstes und Winters. Seit Jahrtausenden entsprechen diese Phasen den Quadranten des heute immer noch sehr relevanten Medizinrads. Im Osten erleben wir den Frühling und Neubeginn, im Süden den Sommer und das Wachstum, im Westen den Herbst und die Ernte, und im Norden den Winter und die Weisheit. Dies zeigt, wie sehr wir im Einklang mit den natürlichen Rhythmen des Lebens stehen.

In meinen Zyklus-Workshops übertrage ich dieses uralte Wissen auf meine Zyklus-Rad-Aufstellungen. Ähnlich wie im Steinkreis oder im Medizinrad wird hier das universelle Wissen greifbar und für jede Frau spürbar. Wenn sie durch die vier Quadranten gehen, erleben sie die verschiedenen Phasen wie Jahreszeiten. Dabei fühlen sie tiefer ihre innere Weisheit und Intuition, entdecken ihre Heilkraft und erkennen, wie sie mehr in Einklang mit sich selbst kommen können.

Es berührt mich zu sehen, wie unerwartete Antworten und Erkenntnisse in einem geschützten Raum auftauchen, wo unterdrückter Schmerz sichtbar wird und Heilung entsteht. Und immer wieder wird klar: Jede von uns hat die Fähigkeit, ihre eigene Medizin zu sein, weil jede von uns das Wissen für Heilung in sich trägt.

ENTWÜRDIGUNG UND STIGMATISIERUNG: EINE HISTORISCHE PERSPEKTIVE

In vielen Kulturen der Geschichte haben Männer Menstruation mit Abscheu betrachtet und dieses ekelhafte Gefühl auf Frauen übertragen. Häufig wurden Frauen auch als unfertige Männer angesehen. Aus diesem Kontext heraus wurde die Menstruation häufig als etwas Anormales interpretiert, das auf die vermeintliche Minderwertigkeit der Frauen hinwies. Vom 1. Jahrhundert bis ins 20. Jahrhundert hielt sich der Glaube, dass Menstruationsblut giftig sei. Das wirkt bis heute.

Nach der Definition in der Tora, dem ersten Teil der hebräischen Bibel, erwirbt eine Frau den Status der Nidah während ihrer Periode und gilt als rituell unrein. Die Tora beschreibt (Wajikra 15:19): „Wenn bei einer Frau Blut aus ihrem Körper fließt, dann ist sie sieben Tage lang im Zustand der Nidah." Dieser Zustand bleibt bestehen, bis die Frau in das reinigende Bad der Mikwe eintaucht. Nidah bedeutet getrennt und losgelöst, und so muss eine Frau in dieser Zeit jeden körperlichen Kontakt mit ihrem Mann vermeiden. Alles, was sie berührt, wird kontaminiert. Wenn sie ihren Ehemann berührt, gilt er bis zum Sonnenuntergang unrein. Orthodoxe Juden befolgen diese Regeln immer noch.

Papst Dionysius von Alexandria aus dem 3. Jahrhundert schrieb, dass fromme Frauen es nicht wagen würden, in diesem Zustand an den heiligen Tisch zu treten. Daher verzichten Frauen der koptischen, russischen und griechisch-orthodoxen Kirchen oft darauf, während ihrer Periode die Kommunion zu empfangen oder die Kirche zu besuchen.

In der frühen Neuzeit wurde Hindu-Ehemännern geraten, ihre

Frauen während der Menstruation nicht zu berühren, da Geschlechtsverkehr in dieser Zeit zur Geburt von bösartigen Nachkommen führen könnte. Selbst heute müssen sich in vielen traditionellen und ländlichen Haushalten menstruierende Frauen in einen Raum zurückziehen. Nach drei Tagen nehmen sie ein rituelles Bad namens „ritusnana“, nach dem sie sofort Sex mit ihren Ehemännern haben sollten, um eine Empfängnis zu gewährleisten.

Die alten Mayas glaubten, dass die Menstruation eine Strafe für die Mondgöttin war, die mit dem Sonnengott geschlafen hatte. Ihr Blut soll in 13 Krügen aufbewahrt und in Schlangen, Giftsäcke und Krankheiten verwandelt worden sein. Im alten Nord- und Südamerika wurden die Perioden der Frauen genau überwacht und synchronisiert, um das Universum vor Chaos zu bewahren.

Die Idee, dass Menstruation eine Strafe für Evas Sünde im Garten Eden sei, wurde verbreitet und verstärkt. Über Jahrhunderte führte der Einfluss der Kirchen zu sozialen und religiösen Einschränkungen. Frauen waren von bestimmten religiösen Aktivitäten und dem sozialen Leben ausgeschlossen. Diese Sichtweise wurde aus der jüdischen und christlichen Lehre übernommen und wirkt bis heute nach.

Im Laufe der Zeit begannen sich die Ansichten zu ändern, insbesondere im Zuge der Aufklärung und der wissenschaftlichen Revolution. Dennoch blieben viele der alten Tabus bestehen. Im 19. Jahrhundert, als Frauen mehr in die Öffentlichkeit traten, wurden pseudowissenschaftliche Theorien aufgestellt, die besagten, dass Frauen aufgrund ihrer Menstruation nur bedingt fähig seien, intellektuelle oder physisch anspruchsvolle Arbeiten zu verrichten.

Im 20. Jahrhundert brachten die Frauenbewegung und der zunehmende Zugang zu Bildung und Arbeitsmöglichkeiten für Frauen eine Veränderung der gesellschaftlichen Ansichten. Trotzdem bleibt das Menstruationstabu in vielen Kulturen und Gesellschaften bestehen, auch wenn wir das Gefühl haben, dass es durch mediale Aufmerksamkeit in unserer Gesellschaft angekommen ist.

Aus meiner Sicht sind wir noch am Anfang, auch wenn sich in den letzten Jahren viel geändert hat. Über so viele Jahrhunderte wurden Frauen aufgrund ihrer biologischen Prozesse wie der Menstruation sozial unterdrückt. Immer noch scheint es ganz normal, dass wir uns aus der Perspektive und nach den Ritualen männlicher Normen und Autoritäten, wie beispielsweise Rationalität und Durchsetzungsvermögen, bestimmen und beurteilen lassen, ohne es zu hinterfragen.

Und so wirkt das jahrhundertealte kollektive Trauma noch immer auf unsere Psyche und das Selbstverständnis des Frau-Seins sowie auf die gesellschaftlichen Strukturen und Normen. Erst in jüngerer Zeit beginnen sich die Ansichten zu ändern, wobei die Menstruation zunehmend als natürlicher und wichtiger biologischer Prozess anerkannt wird.

DIE WÜRDIGUNG DER WEIBLICHEN NATUR

Ein Blick in die Vergangenheit zeigt, dass die weibliche zyklische Natur sowohl verachtet als auch verehrt wurde. Viele alte Kulturen glaubten, dass die Menstruationszyklen der Frauen mit den Mondphasen synchronisiert seien und ähnlich wie diese etwa 29,5 Tage dauerten. Dies zeigt auch den Wortursprung von „Menstruation“ auf. Es stammt aus dem Lateinischen und Griechischen und bedeutet: monatlich und Mond. In vielen Mythen weltweit wird der Mond aufgrund der Verbindung der weiblichen Natur oft als Göttin personifiziert, wie die griechische Göttin Selene, die römische Luna, Abu der Dinka im Südsudan, Myung-Wol in der koreanischen Mythologie und Lona auf Hawaii, die jeweils unterschiedliche Kräfte und Eigenschaften verkörpern.

Auch die alten Griechen verehrten die göttliche Weiblichkeit und betrachteten den weiblichen Körper als etwas Heiliges, dessen zyklische Natur eine besondere Würdigung verdiente. Demeter, die Göttin der Fruchtbarkeit, und ihre Tochter Persephone symbolisierten den ewigen Kreislauf des Lebens, indem sie zwischen der Oberwelt und der Unterwelt wechselten.

Dr. Scilla Elworthy schreibt in ihrem Buch „Das weibliche Prinzip“, dass das Leben der Götter im griechischen Pantheon von der Kraft des Menstruationsblutes abhing. Es wurde als „übernatürlicher Rotwein“ bezeichnet. Diese Ansicht hebt die immense spirituelle Bedeutung hervor, die dem Menstruationsblut beigemessen wurde.

Im Taoismus wurde die Idee verfolgt, dass die Unsterblichkeit des Mannes erreicht werden könne, wenn er das Menstruationsblut – als roten Yin-Saft und Essenz der Mutter Erde – zu sich nehme. Hier wurde das Blut als ein Geist höchster Autorität und Kraft angesehen, was die tief verwurzelte Ehrfurcht vor der weiblichen biologischen Funktion unterstreicht.

Im hinduistischen Kamakhya-Tempel in Indien findet jährlich eine viertägige Verehrungszeremonie statt, bei der die Menstruation gefeiert wird. In diesem Tempel werden die natürlichen biologischen Prozesse einer Frau, insbesondere die Menstruation, als Symbol für ihre Fähigkeit verehrt, Leben zu geben und den Kreislauf der Menschheit fortzusetzen. Die Gottheit und der Tempel von Kamakhya sind Huldigungen an die „Shakti", die weibliche Kraft, die in jeder Frau zu finden ist.

RÜCKKEHR ZU UNSERER WEIBLICHEN NATUR

Was wir nicht kennen, können wir nicht vermissen. Erst allmählich wird uns bewusst, was uns durch die jahrhundertealte Stigmatisierung und das kollektive Trauma genommen wurde. Diese Einflüsse wirken noch immer auf uns und hindern uns auf einer unbewussten Ebene daran, unsere volle weibliche Kraft zu entfalten.

Meine liebe Freundin Alexandra ist schon eine Weile in der Menopause. Sie liest die erste Version des Journals und sagt mir: „Jetzt erst wird mir bewusst, was mir fehlt, was mir nicht beigebracht wurde und womit ich mich nicht verbinden konnte. Wo mein Frausein keine Würdigung erfahren hat."

Und sie steht für so viele Frauen! Sie steht für mich, für meine Mutter, meine Schwester, meine Freundinnen. Für die meisten Frauen.

Und genau deswegen schreibe ich dieses Journal. Weil ich überzeugt bin, dass wir uns selbst ermächtigen, wenn wir uns erinnern und uns tief mit unserer Weiblichkeit verbinden.

Es ist Zeit, unsere Schönheit, unseren Facettenreichtum und unsere Opulenz und unserer Körper zurückzuerobern. Unsere weibliche Natur verdient es, gewürdigt und gefeiert zu werden. Es ist Zeit, unsere Körper zu lieben und uns dem unbekannten Mysterium unserer zyklischen Natur zu öffnen.

Ganz gleich wo jede von uns steht. Ganz gleich, ob du deine Periode hast oder nicht. Ob du sie liebst oder vermisst, ob du sie als Last empfindest oder den monatlichen Prozess als Reinigung und Ausdruck deiner urweiblichen Gesundheit ansiehst.

Ich glaube fest daran, dass wir zu unserer wahren Natur zurückfinden, wenn wir diesen archaischen Teil unserer Weiblichkeit annehmen und verstehen, dass wir nicht linear, sondern zyklisch sind. Das Leben funktioniert in Wellen, nicht geradlinig. Neben Licht gibt es auch Schatten. Die Buntheit der Emotionen gehört zu uns. Wenn wir das akzeptieren, nehmen wir wieder unseren natürlichen Platz ein.

Dieses Zyklus-Journal soll dich dabei unterstützen.

Unsere

weibliche Natur

verdient es,
gewürdigt und
gefeiert zu werden.

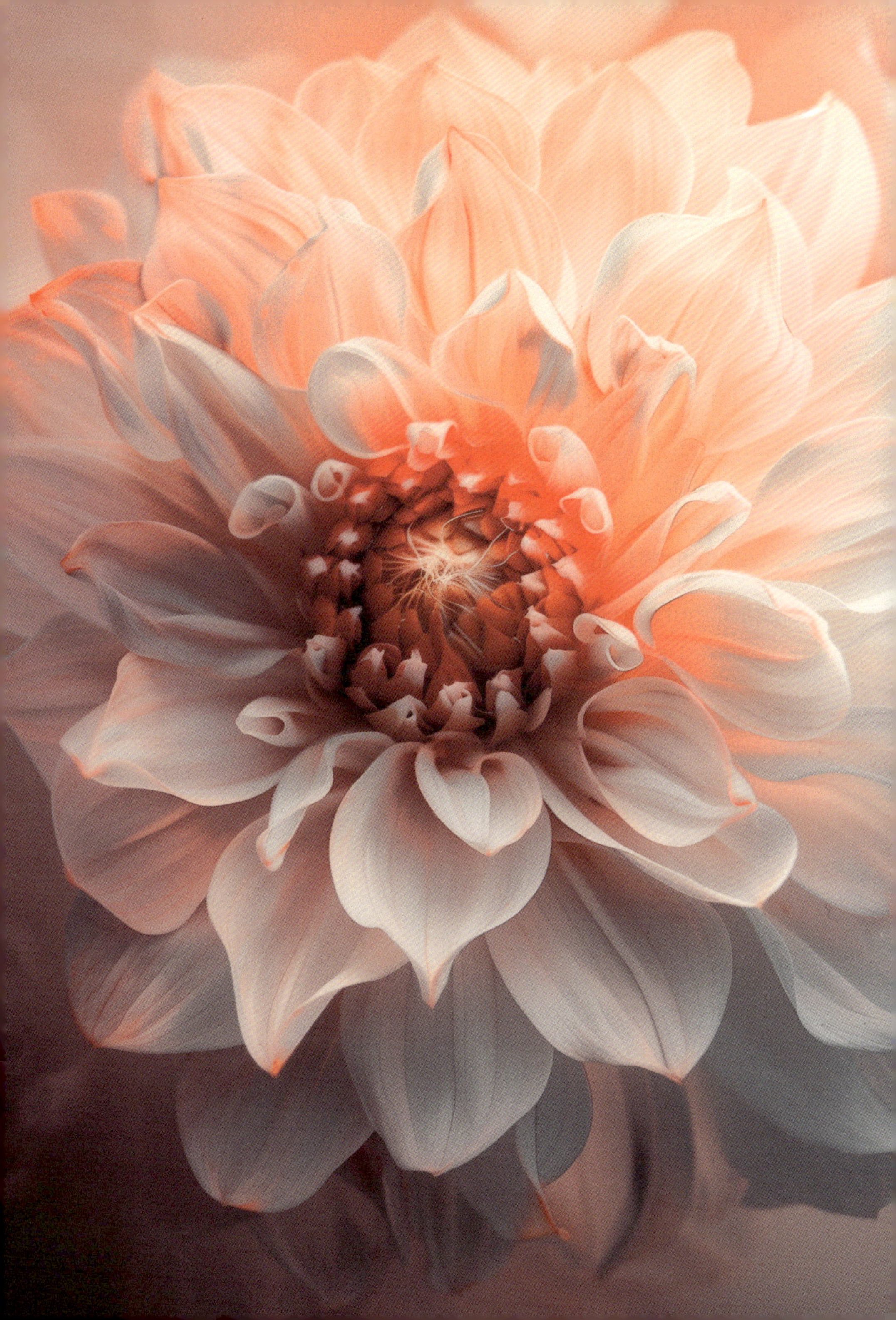

DEINE HELDINNENREISE DURCH DIE VIER JAHRESZEITEN DES WEIBLICHEN

EIN BLICK AUF DEN WEIBLICHEN ZYKLUS

Der weibliche Zyklus ist mehr als eine monatliche Blutung. Er ist ein kraftvoller, natürlicher Rhythmus, der uns tief mit unserer Weiblichkeit verbindet. Doch viele Frauen empfinden ihren Zyklus als Last. Sie verbinden ihn mit Schmerzen und einem notwendigen Übel.

Ich kann gut verstehen, dass es vielen Frauen so geht! Die meisten Frauen sind mit solchen Sätzen aufgewachsen: „Hab dich doch nicht so!“, „Das gehört halt dazu, da muss jede Frau durch.“ oder „Das ist keine Entschuldigung, um nicht zur Schule oder zur Arbeit zu gehen.“ Zu viele Mädchen und Frauen haben von früh an gelernt, einfach weiter durchzupowern. Sie mussten sich und die Symptome ihres Körpers immer wieder übergehen oder sie mit Schmerzmitteln betäuben.

Laut einer Stern-Umfrage geben 70 % der Frauen an, dass sie sich trotz starker Beschwerden zur Arbeit schleppen. John Guillebaud, Professor am University College in London, sagt, dass Regelschmerzen „annähernd so schlimm wie ein Herzinfarkt“ sein können. Diese gesellschaftlichen Stigmata und die Unwissenheit über die natürlichsten Vorgänge im weiblichen Körper führen dazu, dass Frauen ihre Schmerzen als normal hinnehmen und dann als Last empfinden.

Es ist leicht zu verstehen, dass Frauen, die rund 40 Jahre, 500 Zyklen bzw. 3000 Tage ihrer Menstruation schmerzhaft erleben, sie als Last empfinden. Da kann ich verstehen, dass es nicht so leicht ist, sich für die Schönheit, das Mysterium des Frauseins und die einhergehende Kraft und die Perfektion, mit der unser Körper arbeitet, zu öffnen.

Und umso mehr liegt es mir am Herzen, hier aufzuklären. Denn indem wir die Phasen des Zyklus und die Prozesse im Körper besser verstehen, können wir ein tieferes Verständnis für uns selbst entwickeln und unser weibliches Selbst stärken. Ja, sogar besonders stolz darauf sein, dass wir eine Frau sind!

Ein gesunder Zyklus kann in seiner Länge variieren. Weit verbreitet sind die 28 Tage. Einige sagen, dass die 28 Tage ein statistischer Durchschnittswert und uns bekannt durch die Pille-Einnahme sind. In vielen Kulturen wird der Menstruationszyklus der Frau in Verbindung mit den Mondphasen gebracht. Eine Mondphase, die Zeit von einem Neumond zum nächsten, dauert etwa 29,5 Tage. Die Zykluslänge kann von Frau zu Frau und im Laufe des Lebens variieren. Alles zwischen 21 und 35 Tagen kann als normal angesehen werden.

HORMONE UND IHRE ROLLE IM ZYKLUS

Der Hormon-Prozess ist sehr komplex und von vielen Faktoren abhängig. Ich möchte mich hier nur auf die vier wesentlichen Hormone beschränken:

Östrogen: Dieses Hormon ist wichtig für den Aufbau der Gebärmutterschleimhaut. Es hat vor dem Eisprung einen kleinen Peak.

FSH (follikelstimulierendes Hormon): Es stimuliert das Wachstum der Follikel in den Eierstöcken. FSH steigt in der ersten Phase des Zyklus an und fällt dann wieder ab, um während des Eisprungs erneut anzusteigen. Während dieses Prozesses bildet sich ein dominanter Follikel heraus, der zum Eisprung das bis hierhin geschützte Ei für eine mögliche Befruchtung freigibt.

LH (luteinisierendes Hormon): Dieses Hormon ist dafür zuständig, dass es tatsächlich auch zum Eisprung kommt. Ein LH-Peak gibt dem Körper das Signal, dass es Zeit für den Eisprung ist.

Was mir viel zu lange Zeit nicht bewusst war und es immer noch vielen Frauen nicht ist. Die Pille greift genau in diesen natürlichen hormonellen Prozess ein und unterdrückt den LH Peak. Damit kommt es nicht zum natürlichen Eisprung und der urnatürliche Zyklus der Frau wird unterdrückt.

Progesteron: Auch als Gelbkörperhormon bekannt, steigt es nach dem Eisprung an. Wenn die Eizelle befruchtet wird, bleibt der Progesteronspiegel hoch, um die Schwangerschaft zu unterstützen. Findet keine Befruchtung statt, sinkt der Progesteronspiegel wieder.

Progesteron wird oft als „Nestbau-Hormon" bezeichnet. Eine Klientin hatte ihre Tage über mehrere Jahre nicht. Immer wieder wurde ihr ein Progesteronmangel diagnostiziert. Teilweise substituierte sie es, aber die Periode kam nicht zurück. In dieser Zeit lebte sie im Ausland, ihre Lebenssituation war unsicher. Sie hatte keinen oder immer wieder wechselnde Partner.

Sie kam nach Deutschland zurück in ihr vertrautes Umfeld und lernte einen neuen Partner kennen. Die Partnerschaft entwickelte sich langsam und es entstand Sicherheit für sie. Dann zogen sie zusammen und nur kurze Zeit nach dem Zusammenzug bekam sie ihre Periode wieder. Offensichtlich fühlte sich ihr Körper nun sicher genug, loszulassen.

Dieses Beispiel zeigt uns, dass das pure Wissen über das Fehlen eines Hormons nicht ausreicht. Vielmehr geht es um das ganzheitliche Zusammenspiel von Körper und Emotionen. Der Körper reagiert auf das, was wir auf der emotionalen Ebene erleben.

Mich interessiert daher immer die Frage, was hat das Hormon in unserem hochintelligenten Körper aus dem Gleichgewicht gebracht?

DER PROZESS VON FOLLIKEL, EI, EILEITER UND GEBÄRMUTTER

Ich bin fasziniert, wie achtsam das Zusammenspiel von den Eierstöcken, den Eileitern und der Gebärmutter ist und wie wenig wir darüber wissen. Wusstest du …

Wenn eine Frau schwanger ist und ein Mädchen erwartet, sind in den Eierstöcken des heranwachsenden Embryos bereits die Follikel für die nächste Generation angelegt. Somit sind drei Generationen miteinander verbunden.

Bei der Geburt eines Mädchens sind etwa 1 bis 2 Millionen Follikel in ihren Eierstöcken vorhanden. Follikel sind kleine flüssigkeitsgefüllte Bläschen, die jeweils eine einzelne Eizelle zum Schutz umgeben. Bereits in der Pubertät reduziert sich die Zahl auf 300.000 bis 500.000 Follikel.

Während jedes Menstruationszyklus reifen mehrere Follikel in den Eierstöcken, aber nur ein dominanter Follikel erreicht die volle Reife und setzt seine Eizelle zur Befruchtung frei. Die anderen Follikel, die im gleichen Zyklus zu reifen beginnen, degenerieren.

Von der Pubertät bis zur Menopause wachsen aus den Follikeln lediglich 400 bis 500 Eizellen zur Befruchtung heran und werden während der Ovulation – dem Eisprung – tatsächlich auch zur Befruchtung freigesetzt.

Aber lass nun nochmals schauen, wie nun das Zusammenspiel ist.

Die Follikelphase beginnt mit dem ersten Tag der Menstruation und dauert bis zum Eisprung. In dieser Phase schüttet die Hypophyse das follikelstimulierende Hormon (FSH) aus, das mehrere Follikel im Eierstock zur Reifung anregt. Der Östrogenspiegel steigt an und fördert das Wachstum der Gebärmutterschleimhaut. Die Gebärmutterschleimhaut bereitet sich auf eine mögliche Einnistung einer befruchteten Eizelle vor.

Der Eisprung findet etwa in der Mitte des Zyklus, normalerweise 10 bis 16 Tage vor der nächsten Menstruation statt. Es kommt zu einem sprunghaften Anstieg des luteinisierenden Hormons (LH). Dies bewirkt, dass der dominante Follikel platzt und die reife Eizelle freisetzt. Diese Freisetzung des Eis wird als Eisprung bezeichnet. Viele Frauen spüren ein leichtes Ziehen oder einen Schmerz im Unterbauch, wenn der Eisprung stattfindet, ein Phänomen, das als Mittelschmerz bekannt ist.

Nach dem Eisprung wird die Eizelle von den Fransen am Ende des Eileiters aufgefangen und beginnt ihre Reise durch den Eileiter in Richtung Gebärmutter. Diese Wanderung dauert etwa 24 Stunden. Während dieser Zeit kann die Eizelle von Spermien befruchtet werden. Wenn die Eizelle befruchtet wird, entsteht eine Zygote, die sich weiter teilt und schließlich als Blastozyste in die Gebärmutter einwandert und sich in der Gebärmutterschleimhaut einnistet.

Die Gebärmutter spielt eine zentrale Rolle im weiblichen Zyklus und der Fortpflanzung. Während der Follikelphase und nach dem Eisprung bereitet sich die Gebärmutterschleimhaut unter dem Einfluss von Östrogen und Progesteron auf eine mögliche Einnistung vor. Progesteron, das vom Gelbkörper produziert wird, sorgt dafür, dass die Gebärmutterschleimhaut dick und nährstoffreich wird, um eine befruchtete Eizelle bei der Einnistung zu unterstützen.

Lass mich an dieser Stelle einen kleinen Exkurs machen, bevor ich dir im nächsten Kapitel den Zusammenhang zwischen den biologischen Prozessen und den vier Jahreszeiten des weiblichen Zyklus herstelle.

EINE ODE AN DIE GEBÄRMUTTER

Nur sehr wenige Frauen sind mit dem Wissen über die Magie und die spirituelle Bedeutung der Gebärmutter aufgewachsen. Auch mir blieb dieses Wissen lange verwehrt.

Obwohl die Gebärmutter das zentrale Organ der weiblichen Fortpflanzung und ein Symbol der Weiblichkeit ist, wird sie oft mit negativen Geschichten und Erfahrungen verbunden. Wenn ich an die Gebärmutter dachte, kamen mir automatisch Menstruationsbeschwerden in den Sinn. Mein Bild von der Gebärmutter war geprägt von Myomen und Zysten, die starke Blutungen und Schmerzen verursachen können.

Sehr viele Frauen im gebärfähigen Alter leiden unter den starken Schmerzen von Endometriose. Darüber hinaus sind jährlich ca. 500.000 Frauen von Gebärmutterhalskrebs betroffen. Etwa jede sechste Frau über 60 hat ihre Gebärmutter in einer Hysterektomie entfernt bekommen, oft aufgrund von Myomen, Krebs oder anderen gesundheitlichen Problemen.

Erschreckende Zahlen, wie ich finde – die ein Bild von Schmerz und Leid zeichnen. Und ich frage mich, wie kann das sein? Wie kann das Organ, das Symbol der Weiblichkeit, so viel Schmerz und Leid erfahren? Und kann es sein, dass es manchmal viel zu schnell von einer männlich geprägten, westlichen Medizin entfernt wird? Welche Weisheit unseres Körpers hören wir womöglich nicht mehr? Wo haben wir die Verbindung zu unserer inneren Stimme verloren, dass der Körper die einzige Möglichkeit hat, uns durch Krankheit auf unsere inneren Bedürfnisse aufmerksam zu machen?

Wie kann es sein, dass wir fast vergessen haben, dass die Gebärmutter ein Heiligtum und Zentrum unserer urweiblichen Kraft ist? Aus der alles entspringt? Ein Ort der puren Magie, aus der jede neue Generation erwächst. Der Ort der Schöpfung, wo Leben und neue Ideen entstehen. Sie ist unser weibliches Zentrum, in dem sich unsere Identität mit dem Leben und seinen Rhythmen verwebt. Sie ist ein Ort von Sanftheit, der nährt und Schutz bietet. Und sie ist unser heiliger Raum der Wahrnehmung, wo aus dem Nichts pures Leben entsteht.

Für indigene Völker war und ist die Gebärmutter ein heiliger Ort und weit mehr als nur ein einfaches Organ. Sonja Emilia Rainbow schreibt in ihrem Buch „Frauen Heilkraft", dass das indigene Volk der Guajiras annimmt, dass die Spiralenergie in der Gebärmutter mit anderen Dimensionen und Welten verbindet. Zudem betrachten die weisen Frauen des Amazonas die Gebärmutter als ein Gehirn, das nicht vom Verstand, sondern von Intuition und der Kraft des Träumens und Sehens geleitet wird.

Darüber hinaus wurde in verschiedenen spirituellen und religiösen Traditionen die Gebärmutter als Symbol der Geborgenheit und des Schutzes verwendet. In einigen biblischen Texten wird die Gebärmutter als Symbol für die schützende und nährende Liebe Gottes beschrieben. Sie repräsentiert einen sicheren Ort, an dem Leben entsteht und gedeiht. In einigen Schriften der Gnosis, einer spirituellen Bewegung aus der Frühzeit des Christentums, steht die Gebärmutter für den Ursprung des Lebens und die Verbindung zum Göttlichen. Sie wird als heiliger Raum betrachtet, der spirituelle Weisheit und Erleuchtung birgt. Auch die mittelalterliche Mystikerin und Theologin Hildegard von Bingen verwendet die Gebärmutter als Metapher für die göttliche Schöpfungskraft und Fürsorge. Für sie ist die Gebärmutter ein Symbol für Gottes Fähigkeit, neues Leben zu erschaffen und zu behüten.

Dies zeigt, dass die Gebärmutter (auch Uterus genannt) mehr als ein muskuläres Organ in der Form einer umgedrehten Birne ist und wieder Würdigung und Verbindung erfahren muss!

Auch ich hatte keine Verbindung zu meiner Gebärmutter. Erst durch meine intensive persönliche Entwicklungsreise und Forschung habe ich wieder Zugang und Verbindung gefunden. Das war schmerzhaft, denn ich musste mich mit dem gespeicherten Schmerz auseinandersetzen und ihn fühlen, um ihn zu heilen.

Und so berührt es mich jedes Mal aufs Neue, wenn ich eine Frau darin begleiten darf, wieder Verbindung zu diesem vergessenen Teil ihrer Weiblichkeit aufzunehmen, zu spüren und zu fühlen. Manchmal startet diese Reise damit, dass die Frauen diese Verbindung nicht fühlen können und stattdessen ein schwarzes Loch empfinden. Doch durch die Aufmerksamkeit und den Prozess kann sich die Verbindung wandeln. Dann kann eine Veränderung und eine neue, heilsame Verbindung entstehen.

Und wie du vielleicht spürst, ist es mir ein echtes Anliegen, dass wir Frauen uns wieder mit der Weisheit unserer Gebärmutter verbinden. Aus dem Kopf in den Schoß! Und ich sage dir, warum das wichtig ist:

» **Stärkung der Intuition:** Je mehr wir mit unserer Gebärmutter verbunden sind, desto tiefere Einsichten gewinnen wir und unsere Intuition wird wieder gestärkt. Wir lernen, dieser leisen Stimme in uns zu vertrauen und unserer Weisheit zu folgen.

» **Freisetzung kreativer Energie:** Unsere Gebärmutter ist unser kreatives Zentrum. Durch die Verbindung mit ihr können wir unser volles Potenzial ausschöpfen und unsere kreative Energie freisetzen.

» **Heilung:** Viele Frauen haben schmerzliche und traumatische Erfahrungen gemacht und sich so ihrem Körper entfremdet. Indem wir uns mit der Gebärmutter verbinden, können wir diese Wunden heilen und wieder eine gesunde Beziehung zu unserem Körper aufbauen.

- **Spirituelle Erneuerung:** Die Gebärmutter symbolisiert den Zyklus von Geburt, Tod und Wiedergeburt. Durch die Verbindung mit ihr können wir spirituelle Erneuerung und Wachstum erfahren. Wir lernen, alte Muster loszulassen und uns für neue Möglichkeiten zu öffnen.

Indem wir uns wieder mit der Weisheit unserer Gebärmutter verbinden, können wir unser Leben auf tiefgreifende Weise transformieren und die volle Schönheit und Magie des Frauseins erfahren.

Meine Einladung an dich. Bevor du weiterblätterst. Halte kurz inne! Leg dein Journal für einen Moment zur Seite. Lege deine Hände intuitiv auf deinen Schoß.

Atme tief in deinen Schoß. Atme ein und aus. Nimm einige Atemzüge in deinen Schoß und lasse deine Atmung ruhig und gleichmäßig fließen. Spüre und nimm deine Gebärmutter wahr – was fühlst du? Werde dir ihrer Präsenz in deinem Becken bewusst, egal welche Verbindung gerade da ist. Egal, ob du deine Gebärmutter noch hast oder nicht, ob sie noch blutet oder nicht. Geh in Verbindung mit ihr, vielleicht auch nur energetisch. Atme ein und aus und spüre. Wie ist deine Verbindung?

Und wenn du dann den Impuls hast, lasse Liebe durch deine Hände fließen. Erinnere dich an das, was du gelesen hast und womöglich gar nicht wusstest. Ehre und würdige deine Gebärmutter durch die Verbindung mit deinen Händen. Ehre und würdige dein weibliches Zentrum, die Quelle deiner Stärke, Weisheit und Intuition. Ehre und würdige den Ort der puren Magie, der Leben erschafft. Verbinde dich mit dieser Kraft und lass sie durch dich wirken.

Ein neuer
Zyklus hat begonnen.
Eine neue
kraftvolle Phase.

Strahle.

Strahle in deiner schönsten Form.

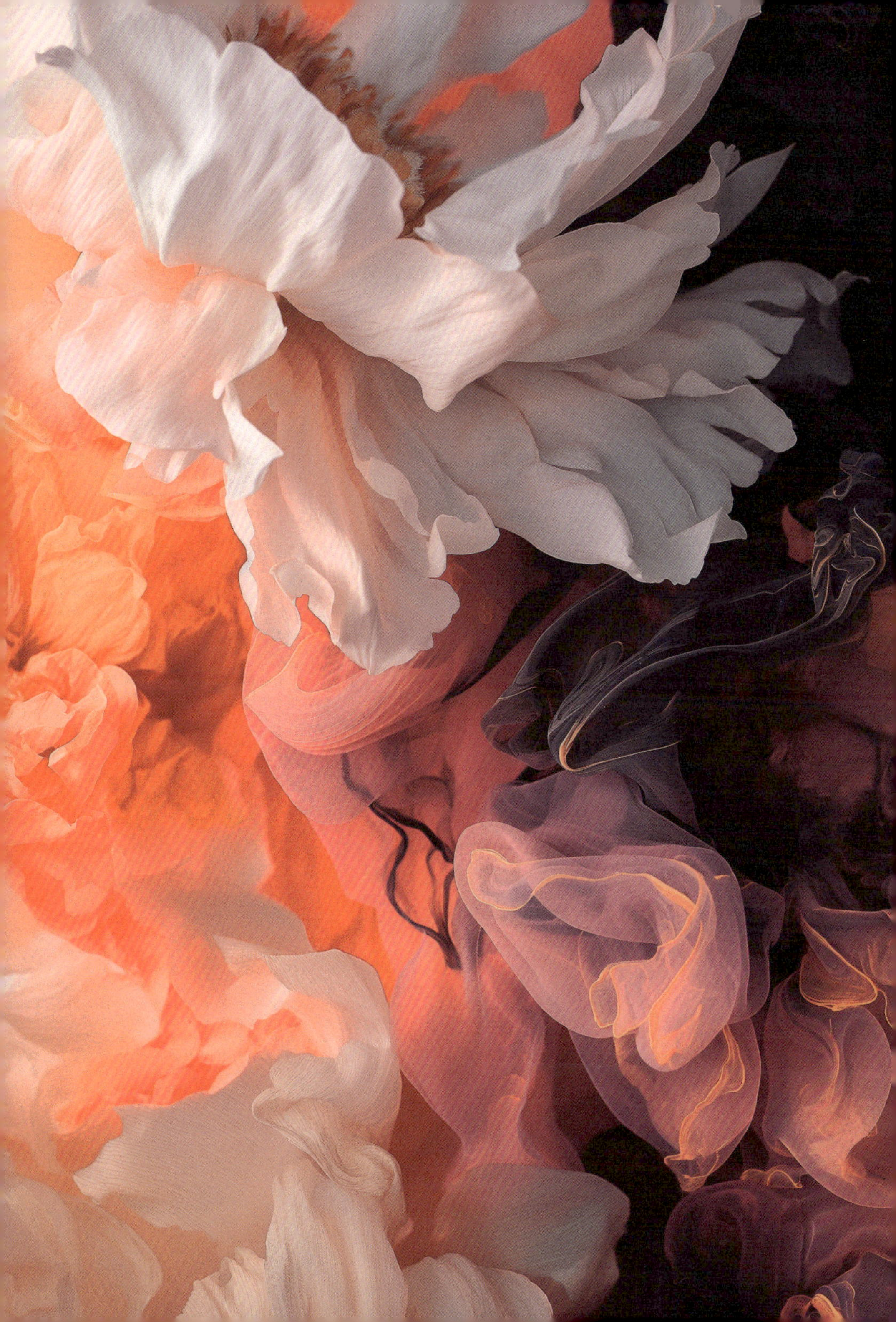

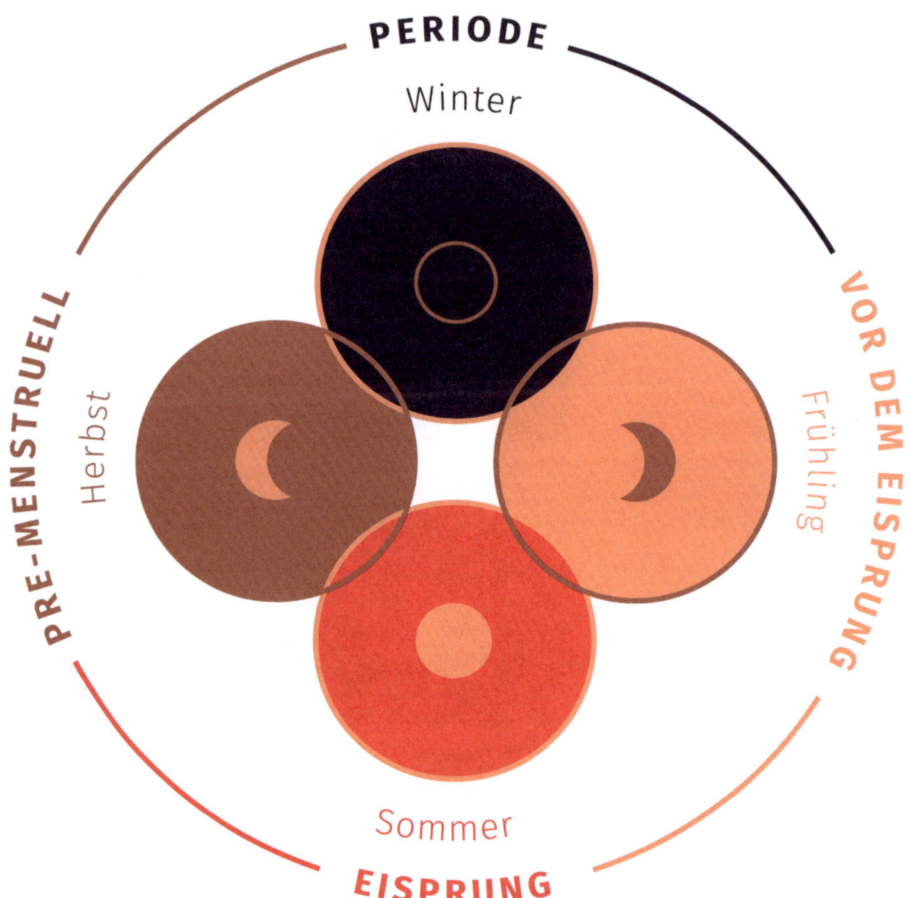
PERIODE
Winter
PRE-MENSTRUELL
Herbst
VOR DEM EISPRUNG
Frühling
Sommer
EISPRUNG

NATUR IST ZYKLISCH UND DU AUCH: DIE VIER PHASEN

DER INNERE WINTER: REINIGUNG, STILLE, REFLEXION, ERNEUERUNG UND KLARHEIT

Facts

Der innere Winter kündigt sich 1 - 2 Tage vor deiner nächsten Blutung an. In dieser Phase sind das Progesteron und Östrogen auf dem niedrigsten Stand, was auf der körperlichen Ebene zu Bedürfnissen nach Rückzug, Ruhe und Entspannung führt. Es ist wichtig, sich ausreichend Schlaf und Ruhe zu gönnen. Dein Körper ist empfindlicher und anfälliger für Stress.

Der Winter lädt uns ein, neue Energie zu sammeln, indem wir uns zurückzuziehen, wie Pflanzen und Tiere es tun, um unsere Kraftreserven zu schonen und wieder aufzufüllen. Was in unserer Gesellschaft unterschätzt wird, ist, dass die Ruhe die notwendige Voraussetzung für unsere Regeneration ist. In der Ruhe entsteht eine neue Klarheit, die uns hilft notwendige und vielleicht auch überfällige Entscheidungen aus vollen Herzen zu treffen, um unserem Leben eine neue Richtung zu geben.

Die Qualitäten dieser Phase

» **Reinigung:** Mit dem Einsetzen der Periode beginnt ein körperlicher Reinigungsprozess, der von vielen als wohltuend empfunden wird. Diese Reinigung können wir auch im übertragenen Sinne für uns nutzen und schauen, von welchem Ballast, welchen Gedanken und Ängsten wir uns befreien wollen, um uns wieder auf das Wesentliche zu konzentrieren. Was verschafft unserem Geist Freiheit und Klarheit? Was wollen wir loslassen? Was dient uns nicht mehr?

» **Stille:** Es liegt an uns, Stille, Ruhe und Nichtstun bewusst zu wählen und in unseren Alltag zu integrieren. Im Nichts kann sich unser Nervensystem beruhigen. In der Stille können wir einfach SEIN. Es gibt nichts zu tun, sondern vielmehr zu empfangen. In der Stille weitet sich unser Bewusstsein, und unsere innere Wahrheit offenbart sich. Wenn wir leise lauschen, werden wir mit Geistesblitzen, Eingebungen und Lösungen beschenkt.

» **Reflexion:** Unsere Sinne sind in dieser Phase besonders aktiv. Wir können unsere erhöhte Sinneswahrnehmung nutzen, um uns über uns selbst und bestimmte Situationen bewusst zu werden. Das sinnliche Wahrnehmen, Hineinspüren und Reflektieren kann uns helfen, kraftvolle neue Entscheidungen zu treffen.

» **Erneuerung:** Durch die Innenschau können wir reflektieren und uns fragen, was uns in der letzten Phase gedient hat und was nicht. Indem wir alte Muster und belastende Gedanken loslassen und uns von Ballast reinigen, schaffen wir Raum für neue Entscheidungen und Perspektiven. Dieser Prozess ermöglicht es uns, erneuert und gestärkt in den nächsten Zyklus zu starten.

» **Klarheit:** Im Rückzug erkennen wir unseren Weg klar und können ihn zielgerichtet gestalten. Es entsteht Fokus und

Einsicht, wenn die Ablenkungen wegfallen. Die Klarheit, die entsteht, schafft Transparenz und Entschlossenheit, um für sich selbst zu gehen.

Herausforderungen

Die Phasen des inneren Winters können mit einigen Herausforderungen einhergehen. In unserer schnelllebigen Gesellschaft fühlen wir uns oft dem sozialen Druck ausgesetzt, immerzu produktiv sein zu müssen. Selbst wenn unser Körper nach Ruhe und Entspannung ruft, fällt es uns schwer, langsamer zu werden und im Moment präsent zu sein.

Einher damit geht das Gefühl von Schuld. Wir haben oft das Gefühl, dass es uns nicht zusteht, auf uns zu achten. Und so überhören und übergehen wir die Zeichen unseres Körpers und unsere Bedürfnisse. „Ich muss ja noch!" Tatsächlich fehlen uns wirkliche Vorbilder der Selbst-Fürsorge. Der innere Antreiber, übernimmt und so ist es schwer sich ins Nichtstun wirklich hinein zu entspannen.

Wenn wir es schaffen, in dieser Phase ein NEIN zur Welt zu sagen, beschenken wir uns mit dem JA zu uns und unseren Bedürfnissen.

Die Archetypen des Winters: Die Zauberin, die Alte Weise und die Dunkle Mutter

In dieser Phase des Lebens sind wir aufgefordert, uns mit den Facetten unseres Seins auseinanderzusetzen. Die Zauberin trägt die Kraft der Verwandlung in sich. Ihr angesammeltes Wissen wandelt sie in Medizin und bringt alchemistische Kräfte hervor. Die Alte Weise findet sich mit dem nahenden Ende ab. Sie nährt ihre Gemeinschaft mit ihrer Weisheit, lehrt uns Akzeptanz und das Teilen von Wissen. Sie weiß um die Macht der Dunkelheit. Die Dunkle Mutter bereitet sich auf den Tod vor und somit auf eine Reise ins Unbekannte. Sie ist kompromisslos aufrichtig sich selbst gegenüber und sie verdeutlicht, was wirklich im Leben zählt und verkörpert dies wie keine andere.

Kleine Helfer

Reine ätherische Öle sind wahre Kraftpakete der Natur, die uns an unsere weibliche Natur erinnern können. Besonders in dieser Phase unseres Zyklus und bei Menstruationsbeschwerden können sie beruhigend wirken. Eine Massage oder das Auftragen auf die Haut sind beliebte Anwendungsmöglichkeiten. Ätherische Öle wie Lavendel, Muskatellersalbei, Weihrauch und römische Kamille können helfen, während Bergamotte stimmungsaufhellend wirkt und Mönchspfeffer das emotionale Gleichgewicht wiederherstellen kann.

DER INNERE FRÜHLING: ERWACHEN, NEUBEGINN, SPIEL, FOKUS UND ZUSAMMENHALT

Facts

Der innere Frühling beginnt etwa am 5 bis 7. Tage nach der ersten Blutung. Wir sind körperlich und seelisch gereinigt. Das follikelstimulierende Hormon FSH wird ausgeschüttet und stimuliert die Eireifung. Der Östrogenspiegel steigt stetig an und regt die Bildung der Glückshormone Serotonin und Dopamin an, was einen positiven Effekt auf unsere Stimmung hat.

Mit dem Frühling kommen die Lebendigkeit und die Leichtigkeit des Seins zurück. Von einem Tag auf den anderen blühen die Knospen auf und zauberhafte Blüten zeigen sich. Die Vögel fangen wieder an zu zwitschern. Alles scheint aus dem Winterschlaf erwacht zu sein. Diese Zeit steht für eine wachsende Bereitschaft, uns zu entfalten und Neues zu entdecken. Wir fühlen uns lebendig, bereit und offen für das, was vor uns liegt. Wir spüren, wie Freude und hoffnungsvolle Energie in uns aufsteigen. Es ist Zeit, sich zu fragen, welchen Samen möchte ich säen und was möchte ich in diesem Zyklus wachsen lassen?

Die Qualitäten dieser Phase

» **Erwachen:** Diese Phase markiert das Erwachen unserer inneren Energie und Kreativität. Wir kommen gestärkt und mit neuer Vitalität aus dem Rückzug.

» **Neubeginn:** Der Zauber des Neubeginns. Mit frischem Geist und neuem Elan können wir in dieser sehr kreativen Phase neue Ideen entwickeln und einen fruchtbaren Boden für neue Projekte und Ideen bereiten.

» **Spiel:** Es kann sehr befreiend sein, wenn wir unser inneres Kind frei spielen und entdecken lassen. Mit spielerischer Neugier können wir mutige und unbeschwert Dinge ausprobieren.

» **Fokus:** Nutze diese Zeit, um einen klaren Plan zu schmieden. Es ist die Zeit, um rationale, logische und praktische Schritte zu definieren und sich auf die tiefe Arbeit zu konzentrieren, die erforderlich ist, um Erfolg zu haben.

» **Zusammen:** Diese Phase des Frühlings lädt uns ein, die Verbindung zu anderen zu suchen und gemeinschaftlich zu wachsen und zu erschaffen. Teile deine Ideen und Träume mit anderen und finde Unterstützung in der Gemeinschaft.

Die Herausforderung

Kündigt sich nach dem Winter der Frühling an, verspüren wir oft den Drang, mit frischem Enthusiasmus einen neuen Anfang zu machen und sofort Veränderungen umzusetzen. Zu leicht lassen wir uns von zu vielen Dingen gleichzeitig inspirieren und in den Bann ziehen. Da passiert es schnell, dass wir uns direkt überfordert fühlen.

Versuche bei dir zu bleiben und dich darauf zu konzentrieren, was dir jetzt wirklich wichtig ist. Welches ist dein nächster Schritt? Wenn du merkst, dass deine Energie im inneren Frühling schwindet, werde langsamer. Schenke deine volle Aufmerksamkeit nur den „Samen", die du erblühen sehen möchtest.

Die Archetypen des Frühlings: Die Tochter, die junge Frau und die Schwester

Die Tochter verkörpert die reine Seele, das heranwachsende Mädchen, das unbefangen pure Lebensfreude ausstrahlt. Die junge Frau steht für das Erwachen des Lebens und erlebt ihre erste Menarche. Sie verkörpert den Neuanfang mit ihrer jungfräulichen Unschuld. Die Schwester steht für die Zeit der Teenagerjahre und frühen Zwanziger. Sie verkörpert Zusammenhalt mit ihren Gefährtinnen und drückt sich experimentierfreudig und wild aus.

Kleine Helfer

Rosmarin-, Zitronen-, Grapefruit- und Pfefferminz-Öl wirken in dieser Phase sehr belebend und erfrischend. Sie können die aufkommende Schaffenskraft und neue Ideen gut unterstützen. Ob im Diffuser, als Roll-On auf der Haut oder zur innerlichen Anwendung als Getränk.

DER INNERE SOMMER: FÜLLE, STRAHLKRAFT, ENGAGEMENT, LUST UND KOMMUNIKATION

Facts

Der innere Sommer steht für die Phase des Eisprungs. Er beginnt etwa zwischen dem 12. und 14. Tag nach dem Beginn deiner Periode. Hier erreichen die Hormone Östrogen, FSH und LH ihren Zenit. Einher geht damit ein hoher Testosteron-, Dopamin- und Serotonin-Spiegel, was uns selbstbewusst und attraktiv wirken lässt.

Die Natur blüht in ihren intensivsten Farben und betört mit ihrem Duft. Ein Hauch von Abenteuer liegt in der Luft. Alles scheint lebendig und vibrierend. Im Sommer sind wir der pure Ausdruck von Weiblichkeit. Superwoman lebt! Wir genießen die Warmherzigkeit und den Reichtum, den wir um uns herum und in uns selbst geschaffen haben. Die volle Blüte unserer weiblichen Schaffenskraft entfaltet sich, und wir erleben, wie sich unser ganzes Potenzial entfaltet. Wir können vieles gleichzeitig umsetzen und sprühen vor Produktivität. Mit Freude und Offenheit teilen wir unsere Erfolge und unterstützen die Gemeinschaft. Es ist eine Zeit des Überflusses und der Opulenz. Wir spüren die Freude am Leben und fühlen uns stark, selbstbewusst und bereit, die Bühne unseres Lebens zu betreten.

Die Qualitäten dieser Phase

» **Fülle:** Wir sind voller Ideen, Motivation und Inspiration. Diese Phase hat das Potenzial, neue Ideen oder Projekte zu befruchten und unser kreatives Talent zu entfalten. Was vorher nicht möglich schien, gelingt nun mit Leichtigkeit.

» **Strahlkraft:** Der Sommer verleiht uns eine natürliche Präsenz und Strahlkraft. Wir finden uns selbst anziehend und attraktiv. Das nehmen auch die anderen wahr. Unsere Selbstsicherheit und Energie sind auf ihrem Höhepunkt, und wir erreichen Meisterschaft in dem, was wir tun. Unsere Karriere erreicht einen Höhepunkt, und unser Sexualtrieb ist besonders stark.

» **Engagement:** Wir setzen unsere gesamte Vitalität und Zielgerichtetheit mühelos ein, um das zu verwirklichen, was uns wichtig ist. Charmant und diplomatisch können wir unsere kreativen Ideen schnell umsetzen.

» **Lust:** In dieser Phase fühlen wir uns besonders sinnlich und sexy. Es ist Zeit, die Frau zu würdigen, die wir geworden sind. Es ist Zeit, die Freuden des Lebens zu genießen und uns selbst mit allen Sinnen zu erleben.

» **Kommunikation:** Unsere Worte fließen leicht, und wir sind besonders überzeugend und wirkungsvoll in unserer Kommunikation. Wir können andere für unsere Projekte gewinnen und haben eine hohe Wirkung in öffentlichen Auftritten oder Netzwerken.

Die Herausforderung

Im Rausch des Sommers kann es leicht passieren, dass wir uns zu viel zumuten. Wir fühlen uns geliebt und bestätigt, was die Gefahr birgt, dass wir zu viel geben und schließlich ausbrennen. Es ist wichtig, diese Phasen der hohen Produktivität mit Erholung und Freude auszubalancieren, um Überforderung zu vermeiden.

Immer wieder erlebe ich, dass sich Frauen mit dieser vibrierenden, strahlenden Kraft des Sommers nicht verbinden können oder wollen. Oft fühlen sie sich in dieser Phase nicht wohl und möchten sie eher übergehen. In meinen Aufstellungen schaue ich gemeinsam mit den Frauen hin. Was in ihrem Leben hat sie so geprägt, dass sie entschieden haben, nicht sichtbar zu sein und somit ihre weibliche Kraft, ihre Schönheit und ihre Lebendigkeit nicht zum Ausdruck bringen?

Im Sommer liegt die Gefahr, sich in der Rolle der Strahlenden, die viel gibt und alles kann, zu verlieren. Gesellschaftlich wird uns oft vermittelt, dass wir nur dann sozial akzeptiert sind, wenn wir immer perfekt aussehen und uns ständig glänzend präsentieren. Doch dabei laufen wir Gefahr, uns von unserem wahren, vielfältigen Kern zu entfernen und nur noch eine oberflächliche Version unserer selbst zu zeigen. Mir fällt dabei oft auf, dass es für Frauen schwer sein kann, sich vorzustellen, dass auch die Qualitäten der anderen Jahreszeiten wertvoll und erstrebenswert sind.

Die Archetypen des Sommers: Die Liebende, die Mutter und die Hebamme

Der Sommer steht für die Archetypen der Liebenden, der Mutter und der Hebamme. Die Liebende ist bereit, sich zu binden und mit ihrer liebenden Essenz das zu befruchten und zu vertiefen, was ihr wichtig ist. Die Mutter verkörpert den Zenit des Lebens, der eine Frau in ihrer tiefsten Wurzel berührt und wandelt. Ihre Aufmerksamkeit ist auf das Äußere gerichtet, auf ihre Familie oder ihre Projekte. Die Hebamme enthüllt uns das Unbekannte und Unerwartete. Mit ihrer Präsenz und ihrem Wissen wird sie Zeugin der Wandlung. Sie fordert uns auf, tiefer zu schauen.

Kleine Helfer

Öle wie Ylang-Ylang, Sandelholz und Jasmin können dich in dieser Phase gut unterstützen, deine innere Balance zu finden und deine sinnliche Natur zu betonen.

DER INNERE HERBST: REIFE, BESONNENHEIT, VOLLENDUNG, BEREICHERUNG UND ERNTE

Facts

Der Herbst ist besonders gekennzeichnet durch die Lutealphase (Gelbkörper) und die prämenstruelle Phase. Wenn keine Befruchtung stattgefunden hat, sinkt der Östrogenspiegel ab, was zu Heißhungerattacken führen kann. Der sinkende Östrogen- und Progesteronspiegel kann zu verschiedenen körperlichen und seelischen Symptomen führen. Der Abfall dieser beiden Hormone kann auch die Serotoninproduktion beeinträchtigen, was zu Stimmungsschwankungen führt. Das Energieniveau nimmt drastisch ab, und es kommt zu Wassereinlagerungen sowie erhöhter Sensibilität. Die innere Kritikerin tritt auf den Plan und bringt Selbstzweifel mit sich. Diese Veränderungen machen den inneren Herbst zu einer herausfordernden Phase, in der wir besonders achtsam mit uns selbst umgehen sollten.

In der Natur sehen wir, wie die Welt sich verlangsamt. Die Blätter werden golden und rot, fallen vom Baum und erinnern uns daran, dass Veränderung konstant ist. Der innere Herbst ist eine Phase der Transformation, in der wir das Treiben des bunten Sommers hinter uns lassen. Auf körperlicher Ebene bereitet sich unser Körper auf eine mögliche Schwangerschaft vor, weshalb wir das starke Bedürfnis verspüren, langsamer zu werden und uns nach innen zu ziehen, anstatt in der äußeren Welt aktiv zu sein.

Die Qualitäten dieser Phase

» **Reife:** Diese Phase ist geprägt von Reife und Vollendung. Unsere bisherigen Bemühungen und Anstrengungen zeigen ihre Früchte, und wir erreichen ein Stadium der Vollkommenheit in unseren Projekten und persönlichen Entwicklungen.

» **Ernte:** Jetzt ist die Zeit, die Früchte unserer Arbeit zu ernten. Wir können bewusst Entscheidungen treffen, um Dinge abzuschließen und dankbar für das zu sein, was wir erreicht haben. Diese Phase lädt uns ein, unsere Erfolge zu feiern und unsere Ernte zu genießen.

» **Ordnung:** Ordnung und Organisation stehen im Vordergrund. Es ist die perfekte Zeit, um Dinge zu ordnen, Aufgaben abzuarbeiten und Liegengebliebenes zu sortieren. In dieser Phase verlagern wir unseren Fokus vom Außen nach innen und konzentrieren uns auf uns selbst.

» **Wahrheit:** In dieser Zeit ist es entscheidend, klar und ehrlich zu kommunizieren. Unsere Toleranz ist auf einem Tiefpunkt und unsere Wut kann als Katalysator dienen. Wenn wir die Wut als Wegweiser unserer persönlichen Grenzen verstehen, können wir diese nutzen, um unsere eigenen Grenzen zu wahren und authentisch zu leben.

» **Kritik:** In dieser Phase tritt der innere Kritiker besonders stark in den Vordergrund. Wir sind dünnhäutiger und hören die Bedenken und Selbstzweifel lauter. Dies kann zu gemindertem Selbstvertrauen und negativen Selbstwahrnehmungen führen. Wir neigen dazu, uns hart zu verurteilen und uns auf unsere Fehler zu konzentrieren, was zu einem Gefühl der Unzulänglichkeit führen kann. Gleichzeitig hilft uns der Kritiker, Dinge klarer zu sehen und unerwünschte Verhaltensmuster zu erkennen. Er gibt uns die Möglichkeit, uns weiterzuentwickeln und notwendige Veränderungen einzuleiten.

Die Herausforderungen

Unser Körper sehnt sich nach einer ruhigeren Zeit, aber der äußere Druck kann dazu führen, dass wir unsere Bedürfnisse ignorieren. Wenn wir zu viel Enthusiasmus aus dem Sommer mit in den Herbst nehmen, fühlen wir uns sehr schnell überwältigt.

Gerade in der prämenstruellen Phase haben viele Frauen ein bis drei Tage, in denen sie sich von der Welt, ihrem Partner, ihrer Familie und Freunden zurückziehen möchten. Sie wollen in Ruhe sein und ihr Körper soll nur ihnen alleine gehören. Sie möchten nicht berührt werden. Doch in unserer Gesellschaft ist dies kaum möglich und es gibt wenig Bewusstsein dafür, dass dies ein echtes Bedürfnis ist. Wenn wir dem nicht nachgeben können, fühlen wir uns leer, ausgelaugt, emotional und körperlich angeschlagen.

In der Phase, in der unser Selbstbewusstsein niedrig ist und der innere Kritiker besonders aktiv ist, kann sich eine Form von Depression einstellen, wenn wir unseren Bedürfnissen keine Aufmerksamkeit schenken. Betrachtet man das Wort „Depression" genauer und zerlegt es in seine Bestandteile „De-Pression", stellt sich die Frage: Wo unterdrücke ich mich selbst? Wo sind meine Umstände so, dass ich meine innewohnende weibliche Kraft unterdrücken muss?

In dieser herausfordernden Phase des inneren Herbstes ist es wichtig, dass wir uns die Zeit nehmen, auf unsere Bedürfnisse zu hören und sie zu respektieren. Indem wir uns bewusst Zeit für Ruhe und Selbstreflexion gönnen, können wir unseren inneren Kritiker besänftigen und verhindern, dass sich negative Emotionen aufstauen. Es ist eine Zeit, um besonders achtsam mit uns selbst umzugehen und unsere weibliche Kraft zu ehren, anstatt sie zu unterdrücken.

Die Archetypen des Herbstes: Die Amazone, die Matrone und die Priesterin

Diese drei Schlüsselfiguren repräsentieren den Herbst im Lebensrad einer Frau. Die Amazone steht für Mut und Entschlossenheit. Sie findet den Mut, sich nochmals zu erheben. Mit ihrem wachsenden Bewusstsein und ihrer ganzen Lebenserfahrung schreitet sie voran. Die Matrone ist die Verkörperung von Autonomie und Autorität. Sie erkennt die Früchte ihrer Arbeit und bringt diese auf eine geerdete Art zum Ausdruck. Die Priesterin steht kurz vor der Menopause. Sie zieht das spirituelle Entdecken dem materiellen Erlangen vor. Sie erforscht ihr Inneres und ihre Seele. Sie ist geschätzt für ihr liebevolles Urteilsvermögen und hilft anderen, Herausforderungen zu überwinden.

Kleine Helfer

Geranium-Öl kannst du für die Selbstmassage nutzen. Es fühlt sich an wie eine liebevolle Umarmung. Bei Stimmungsschwankungen und Überforderung können Bergamotte, Zedernholz, Vetiver, Ylang-Ylang und Lavendel helfen, um Erdung, Entspannung und Stabilität im Alltag zu finden.

DEINE STÄRKEN IM ZYKLUS

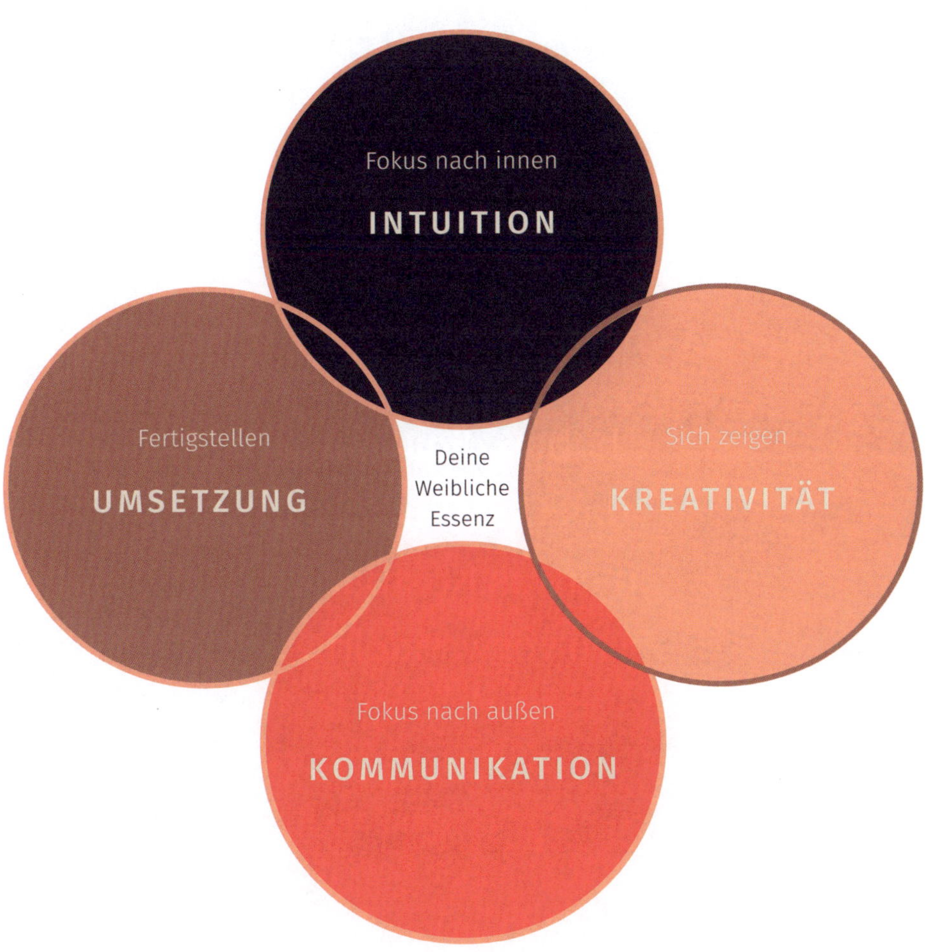

Alles ist möglich

Rituale

haben die Kraft,
das Gewöhnliche
in etwas Kostbares
zu verwandeln.

Jede Frau erlebt bedeutsame Übergänge in ihrem Leben, die oft mit tiefgreifenden Veränderungen und neuen Erkenntnissen einhergehen. Diese Initiationsmomente markieren das Ende eines Lebensabschnitts und den Beginn eines neuen. Sie können sowohl positive als auch herausfordernde Ereignisse umfassen, die unser Selbstverständnis als Frau formen. Leider würdigen wir diese Initiationsmomente viel zu selten.

Als ich mit fast 40 Jahren meinen ersten Zyklus-Workshop besuchte, wurde mir schmerzlich bewusst, wie schambesetzt der Moment war, als ich meiner Mutter von meiner ersten Blutung erzählte. Diese Scham lag in der Luft und überlagerte die Freude und den Stolz dieses besonderen Moments. In dem Workshop konnte ich mich daran erinnern, wie magisch die Zeit der Vorfreude und Erwartung vor meiner ersten Menstruation war. Doch diese Magie ging verloren durch das Unbehagen und die technischen Erklärungen.

Und so frage ich mich immer wieder, in welcher Welt wir leben würden, wenn wir die Übergänge im Leben einer Frau und somit ihre ureigene Weiblichkeit anders würdigen würden. Wie würde das Weibliche erblühen, wenn diese Übergänge nicht nur als biologische Veränderungen, sondern vielmehr als Initiationsmomente verstanden würden?

Von der Tochter zur Frau: Menarche und der erste Sex

Der erste Initiationsmoment ist der Übergang vom Mädchen zur Frau, wenn sie die Menarche, ihre erste Blutung, bekommt. Dieser Übergang markiert den Eintritt in eine neue Phase des

Frauseins und ist ein wichtiger Schritt in Richtung Reife und Weiblichkeit. Auch der erste Sex kann als bedeutende Schwelle betrachtet werden, die mit Gefühlen von Unsicherheit, Neugier und erwachender sexueller Lust einhergeht.

Vom Sommer zum Herbst: Mutterwerden und Kinder loslassen

Der zweite bedeutende Übergang ist, wenn eine Frau zur Mutter wird. Die Rolle als Mutter bringt neue Verantwortung, Fürsorge und bedingungslose Liebe für ein anderes Wesen mit sich. Dieser Übergang erfordert das Loslassen eines Teils der Leichtigkeit und Selbstfürsorge, während gleichzeitig eine neue Art der Fürsorge und Hingabe für das Baby entsteht. Auch das Loslassen der Kinder, wenn sie selbständig werden, ist ein wichtiger Aspekt dieses Übergangs.

Vom Herbst zum Winter: Menopause

Der dritte wichtige Übergang ist der Wechsel von der fruchtbaren Frau zur weisen Frau. Mit zunehmendem Alter und Erfahrung gewinnen wir an Weisheit und innerer Stärke. Dieser Übergang ist geprägt von der Akzeptanz unseres reifen Frauseins, der Gelassenheit und dem Wissen, das wir im Laufe unseres Lebens erworben haben.

DIE WÜRDIGUNG DURCH RITUALE

Leider werden wir in unserer Gesellschaft und in unseren Familien kaum auf diese wichtigen Initiationsmomente vorbereitet, geschweige denn werden sie angemessen gewürdigt. Rituale für diese Übergänge sind in Vergessenheit geraten. Das Traurige daran ist: Was wir nicht kennen, können wir nicht vermissen.

Und so liebe ich es, die Geschichte meiner Freundin in meinen Workshops und Talks zu erzählen. Als wir zusammen beim Kaffee saßen, erzählte ich ihr von meinen Zyklus-Workshops. Daraufhin hielt sie mir mit Freude ihre Hand hin und sagte: „Schau, diesen Ring habe ich von meiner Mutter bekommen, als ich meine Periode bekam." Das ist mehr als 25 Jahre her, und sie ist mittlerweile selbst Mutter von drei Töchtern. An ihrer Erzählweise konnte ich fühlen, dass dieser Moment in ihrem Leben sehr besonders war und noch immer ist. Immer wieder erinnert sie sich daran, wenn sie auf ihre Hand schaut, bewusst oder unbewusst.

Vor zwei Tagen erzählte mir eine Kundin, dass sie eine ähnliche schöne Begegnung mit ihrer Tochter hatte. Sie selbst ging gerade durch eine sehr herausfordernde Zeit in ihrer eigenen Menopause. Sie war konfrontiert mit der Vergänglichkeit ihrer Fruchtbarkeit und ihrer heranwachsenden Tochter im Übergang zum Frausein. Aufgrund meiner Erzählungen hatten sie sich auf den Übergang ihrer Tochter vorbereitet. Sie wollte ihre Tochter würdigen und schenkte ihr eine Kette mit einem Mondanhänger als Erinnerung an ihre weibliche Kraft. Daraus entstand eine heilsame Begegnung zwischen Tochter und Mutter, beide an ihrem Übergang.

Die Bedeutung von Ritualen zeigt sich oft erst in den Geschichten, die wir miteinander erleben oder teilen. So wurde die Geschichte meiner Freundin zur Inspiration für eine andere Frau. Als ihre Tochter kurz vor der Schwelle zur jungen Frau stand, bereitete sie sich darauf vor. Als der Tag kam, schenkte sie ihrer Tochter eine Kette mit einem Mondanhänger, um ihr die Würdigung und Ehre zu geben, die sie selbst nicht erfahren hatte.

Ich als Doula, die emotionale Begleiterin einer Frau unter der Geburt, finde es sehr schön, wenn die werdende Mutter in einem Ritual vor der Geburt ihres Kindes gewürdigt wird. Ich fand es als ein ganz besonderes Erlebnis, die werdende Mutter von ihren Freundinnen und Familienmitgliedern so beschenkt zu sehen, mit Liedern, Affirmationen und Segenswünschen. Es entsteht ein stärkendes Band zwischen der werdenden Mutter und ihrer Gemeinschaft, was ihr emotionale Unterstützung gibt.

Obwohl ich selbst noch an keinem Wechseljahrs-Ritual teilgenommen habe, kann ich die Schönheit darin erkennen, allein durch das Lesen der Zeilen der Pastorin Hanna Strack auf ihrer Internetseite:

> „Sei willkommen unter den Frauen, die keinen Eisprung mehr haben und nicht mehr bluten. Lebe nun die schöpferische Kraft deines Geistes und deiner Seele. Auf dem kommenden Weg kannst du neue Rollen annehmen: Du kannst eine Großmutter, eine Magierin, eine Heilerin, eine weise Alte werden."

Diese Art der Würdigung verleiht der Lebensphase der Menopause eine tiefere Bedeutung und Anerkennung.

Immer wieder erleben Frauen auch sehr dunkle Phasen und Momente in ihrem Leben, wie eine Fehlgeburt, Abtreibung oder eine ernsthafte Krankheit. Diese Erfahrungen können eine Frau auf eine schwere Prüfung stellen, in der sie Desillusionierung oder Verzweiflung erfährt. Auch wenn diese Phasen dunkel und kaum überwindbar erscheinen, können sie als Initiationen gesehen werden. Durch die tiefe Erschütterung kann die Frau ein neues Selbstverständnis entwickeln und mit ihrer spirituellen Kraft in Verbindung treten. Ein Ritual kann dieses neue Verständnis kraftvoll würdigen..

Und umso bedeutsamer ist es, wenn wir Übergänge bewusst erleben und würdigen.

Rituale haben die Kraft, das Gewöhnliche in etwas Kostbares zu verwandeln.

Wenn dein Wissen und
deine Erfahrungen
verschmelzen,
dann entsteht
etwas Neues:

Innere Weisheit

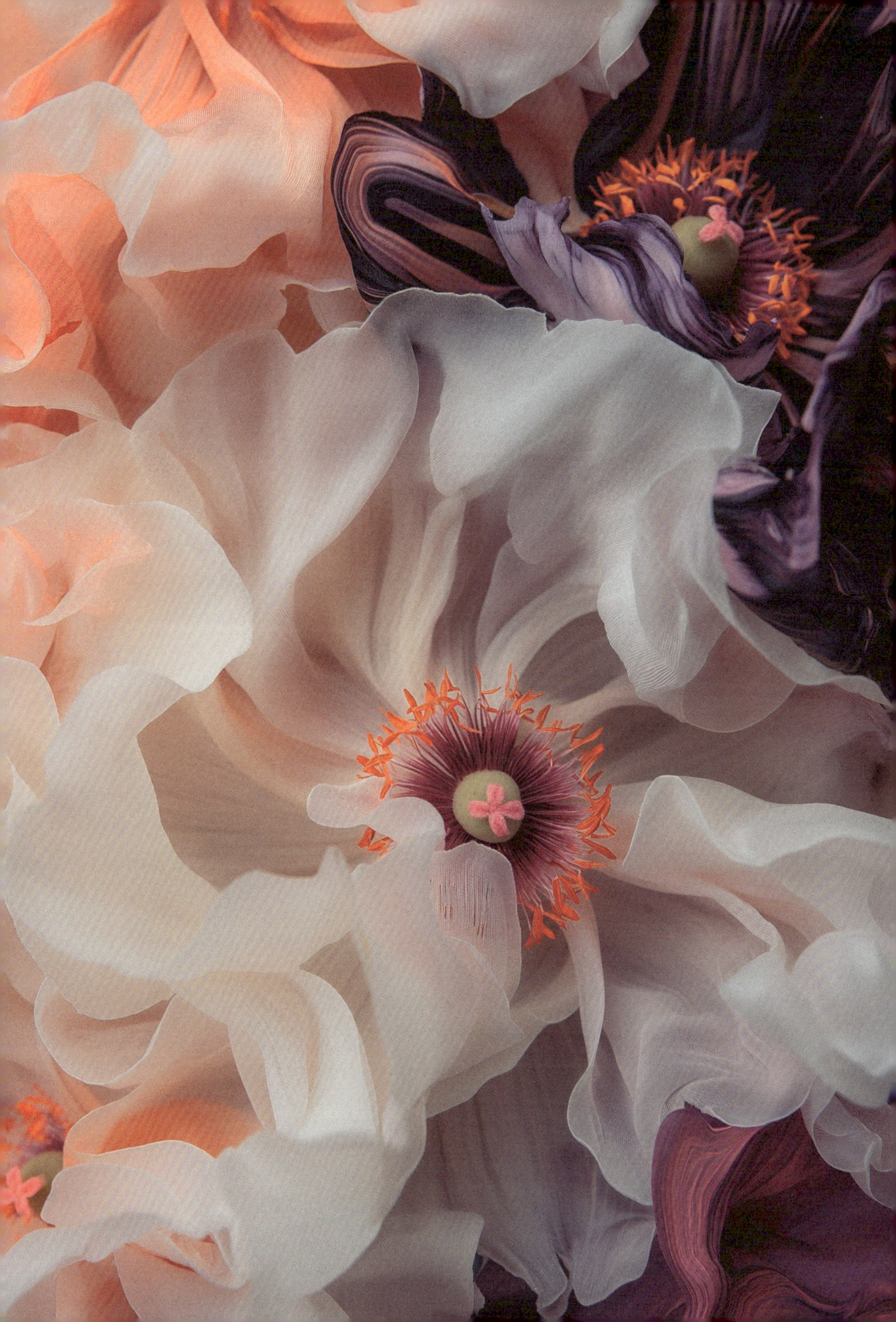

INTEGRATION IN DEINEN ALLTAG

Jetzt kommen wir zur Integration in den Alltag. Das Wissen, das ich dir in den vorherigen Kapiteln geben habe – über die Jahreszeiten im Zyklus, woher sie kommen und wohin sie führen – wird hier greifbar gemacht. Integration bedeutet für mich nicht, dass ich dir eine Liste gebe, was du tun sollst. Vielmehr geht's mir darum, dass du aus meinen Beispielen das nimmst, was sich gut für dich anfühlt und das weglässt, was nicht zu dir passt. Hinterfrage mich, fühle für dich hinein, schau was du jetzt brauchst und entwickele dein eigenes Vorgehen.

An oberster Stelle steht für mich: dass du in Beziehung gehst – in Beziehung mit dir selbst! Höre in dich hinein, höre dir zu. Auch wenn du am Anfang an dir zweifelst. Wir haben so viele Angebote im Außen. Doch wie sehr passen die zu uns, zu dieser Situation in der du gerade bist. Wo vertrauen wir unserer inneren Autorität mehr als der im Außen?

Mein Ansatz ist sehr ganzheitlich. Ich betrachte das Ganze. Und da geht es mir darum zu sehen, was gerade wirklich ist. Wo ist der Schatten, wo ist das Licht. Wo ist es eng und schmerzvoll und wie wird es weit und freudvoll.

Und es geht mir nicht darum, sofort eine Lösung parat zu haben. In unserer Gesellschaft suchen wir oft sofort nach einer Lösung – ein Pflaster hier, ein Mittelchen da – nur um nicht fühlen zu müssen, was eigentlich dahinter liegt oder wonach unser Körper wirklich schreit.

Was du hier nicht finden wirst, sind Ernährungstipps oder wie du besser Sport machst. Gefühlt hasten wir in der Welt von einem Versprechen zum nächsten, die völlige Optimierung. Nur um nicht hier zu sein. Im Jetzt, bei uns.

Vielmehr möchte ich dich einladen, verbunden und achtsam in Beziehung zu sein und dich zyklisch in deinem Leben zu bewegen.. und zu bewerten. Es liegt mir fern, dir zu sagen, ob du vegan essen sollst oder welche Lebensmittel du konsumieren sollst.

Ein weiterer wichtiger Aspekt ist das Prinzip „Weg von“ und „Hinzu“. Was bedeutet das genau? „Weg von“ beschreibt den Zustand, in dem wir uns unwohl fühlen und dem wir entkommen wollen. Es ist eine Fluchtbewegung – wir möchten weg von Schmerzen, Unbehagen oder unangenehmen Emotionen. Beispielsweise könnte das bedeuten, dass du dich durch Stress und Überforderung einfach nur nach Ruhe sehnst und versuchst, diesen Zustand so schnell wie möglich zu beenden.

„Hinzu“ hingegen ist eine Bewegung hin zu etwas Positivem und Erfüllendem. Es geht darum, sich bewusst zu machen, wohin du eigentlich möchtest. Statt nur vor etwas zu fliehen, geht es darum, ein Ziel oder einen Zustand anzustreben, der dir wirklich guttut.

Das erfordert, dass du innehältst. Dir beim Schreiben selbst zuhörst und dir so selbst bewusst wirst: Wo stehst du gerade und was brauchst du wirklich? Um für dich selbstwirksam und ermächtigt neue Entscheidungen zu treffen, die dich in eine positive Richtung führen.

„If a woman holds the power to create life, she also holds the power to create the life she wants."

Eine Frau, die Leben erschafft, hat auch die Macht, ein Leben nach ihren Wünschen zu formen.

DER FLUSS VON REGENERATION UND KREATIVITÄT

„Nur noch das!" Kennst du das? Der innere Antreiber hat mich voll im Griff. Viele von uns haben gelernt, immer weiterzumachen, selbst wenn wir längst erschöpft sind. In unserer leistungsbetonten Gesellschaft wird Passivität oft als negativ bewertet, da sie im Kontrast zu Produktivität, Wettbewerb und Fortschritt steht. Nichtstun und einfach Sein kann schnell als Faulheit, mangelndes Engagement und fehlender Ehrgeiz interpretiert werden. Es wird als egoistisch bewertet, statt als Selbstfürsorge geschätzt.

Regeneration ist entscheidend für unsere Gesundheit und unsere Fähigkeit, neue Ideen zu entwickeln. Ich habe gelernt, dass es kraftvoller ist, sich kleine Auszeiten zu gönnen – vorher und zwischendurch – denn an Aktivitäten mangelt es nicht. Zu lange habe ich geglaubt, dass ich erst etwas erreichen muss, bevor ich mir Ruhe und Erholung erlauben kann. Zu lange habe ich missverstanden, dass Ruhe nicht die Belohnung nach Strapazen ist.

Der Irrtum der Belohnung nach Strapazen

Ich bin immer wieder über meine Grenzen hinweggegangen, habe mich überanstrengt und meine Energiereserven erschöpft. Dann habe ich mich für die Strapazen im Job belohnt – mit schönen Dingen wie leckerem Essen, der neuesten Kleidung und exotischen Reisen. Doch durch mein Verständnis des zyklischen Lebens habe ich erkannt, dass alles einem natürlichen Fluss folgt. Zyklisch zu leben bedeutet für mich, sowohl Anspannung als auch Entspannung zu akzeptieren, zu geben und zu nehmen. Diese Erkenntnis war ein Wendepunkt für mich. Als ich den Mut fand, mich von gesellschaftlichen Normen und alten Prägungen zu lösen, konnte ich leichter loslassen. Am Anfang fühlte es sich komisch an, aber du kennst das wahrscheinlich auch. Dann passiert oft Magie! Wenn wir loslassen, uns nicht mehr weiter stressen, sondern gut für uns sorgen, indem wir Pausen machen, dann geschieht meist etwas Unerwartetes: Ein langersehnter Auftrag flattert in den Postkasten oder eine überraschende Möglichkeit bietet sich uns.

Die neue Perspektive: Auszeit vor wichtigen Aufgaben

Heute schätze ich es, mir vor wichtigen Dingen eine Auszeit zu nehmen, um Raum für Neues zu schaffen. Ich habe gelernt, mein System herunterzufahren und mich zu leeren, ehe ich etwas Neues kreiere. Diese bewussten Pausen sind keine Belohnung für Erschöpfung, sondern integraler Bestandteil des kreativen Prozesses. Ich erinnere mich an eine Situation, in der ich mich auf einen Vortrag vorbereiten musste. Mitten in der Hektik des Alltags war es mir einfach nicht möglich. Also entschied ich mich, aufs Land zu fahren und schien dabei alles hinter mir zu lassen. Ich ging früh ins Bett und startete den nächsten Morgen mit einem Spaziergang am See. Schon beim Frühstück flossen die Struktur und meine Worte aus meinem Stift. Kurz nach dem Frühstück war mein Vortrag fertig.

Der weibliche Zyklus als natürliche Vorlage

Unser weiblicher Zyklus erinnert uns an diese schöpferische, kreative Kraft, die Leben erschafft. Es ist ein ewiger Kreis aus Ruhe und Rückzug sowie Erneuerung und Aktivität.

Wo kannst du dir Zeit einplanen? Für ein Date mit dir, unverschiebbar! Immer wieder sehe ich es: Wir machen vieles möglich für unsere Familie, die Kinder, im Job oder wo auch immer. Doch tun wir es mit der gleichen Konsequenz für uns selbst? Meist nicht. Und warum weiß ich das? Weil es mir so oft passiert ist. Halt kurz inne, nimm deinen Kalender und plane dir vor einem wichtigen Termin in der kommenden Woche 15 Minuten für dich ein.

Kleine Rituale im Alltag

» **Plane bewusste Pausen in deinen Monat ein:** Ich habe einen festen Termin-Blocker von drei Tagen in meinem Kalender. Es erinnert mich daran, dass das die Zeit ist, ruhiger zu werden und weniger anzunehmen, obwohl ich meine Tage schon seit zwei Jahren nicht mehr habe. Warum? Mehr dazu im Kapitel Wechseljahre.

» **Nutze die fruchtbaren Phasen:** Es gibt zwei Wochen, den Frühling und den Sommer, die gut für die Planung und das Starten von neuen Projekten sind. In diesen Phasen sind wir besonders energiegeladen, lebendig und kreativ.

» **Schenke dir täglich Zeit:** Denn auch unser Tag unterliegt einem Zyklus. Plane dir täglich mindestens vier Minuten ein, um etwas ganz anderes zu machen und dich bewusst zurückzuziehen. Nichts zu tun. Vier Minuten sind machbar. Und wenn du das schaffst, dann kannst du es steigern.

Indem wir uns dem natürlichen Fluss unseres Zyklus anvertrauen, können wir ein Leben führen, das im Einklang mit unserer weiblichen Natur steht. Dieses Zyklusjournal soll dich dabei unterstützen, diesen Fluss in deinen Alltag zu integrieren und deine volle kreative und regenerative Kraft zu entfalten.

EMOTIONALE WELLEN: DAS AUF UND AB ALS REICHTUM

Das Auf und Ab unserer Emotionen macht unser Leben reich und vielfältig. Oft kämpfen wir gegen den Strom des Lebens und klammern uns an die Vorstellung, dass alles stets gleich und vorhersehbar sein muss. Hauptsache wir fühlen uns gut. Hauptsache es fühlt sich gut an.

Aber ist das wirklich die Essenz unseres Daseins? Wie alles im Universum bewegen wir uns in Rhythmen und Zyklen – ein natürlicher Tanz zwischen Auf und Abs, ebenso wie unsere emotionalen Schwankungen.

Vielleicht hast du dich auch schon einmal orientierungslos oder isoliert gefühlt oder depressive Phasen durchlebt. Oder fühlst dich wie betäubt – von der pulsierenden Welt abgeschnitten – ein Gefühl, das ich aus meiner Zeit als Sales Managerin kenne.

Unter dem ständigen Performancedruck wurde ich hart und entfernte mich Stück für Stück von mir selbst. Für emotionale

Schwankungen und Leistungsabfall hatte ich keine Zeit. Es war etwas, mit dem ich nicht umgehen konnte und wollte.

Auf dem Höhepunkt meiner Karriere verlor ich meinen Job. Von einem Tag auf den anderen warf mich das Leben aus dem Schnellzug meiner Karriere. Gott sei Dank, kann ich heute sagen! Ich selbst hätte es nicht getan. Zu golden war der Käfig. Gerne hätte ich weiter meine Zeit auf der sonnigen Sommerseite verbracht.

Heute sehe ich, es war ein Wendepunkt. An dem mir bewusst wurde, dass meine Tränen versiegt waren. Endlich hatte ich Zeit und Raum, mich wieder mit mir selbst zu verbinden. Ich nahm eine Auszeit und entdeckte mich neu. Langsam spüre ich mich wieder, meine tiefe Empfindsamkeit und Zartheit.

Dann kamen sie zurück. Irgendwann erkannte ich, dass meine Tränen – sowohl der Freude als auch des Schmerzes – etwas Schönes waren und zu mir gehörten. Als ich mich wieder auf meine bunte emotionale Welt einließ und sie zuließ, fand ich zurück zu meiner Lebendigkeit und zum wahren Reichtum des Lebens – zu meiner weiblichen Essenz.

Das Journaling half mir, meine sich ständig wandelnde Gefühlswelt sichtbar zu machen und sie zu würdigen. Ich lernte, sie wahrzunehmen und zu transformieren.

Das Schreiben mit der Hand lädt dich ein, intim mit dir selbst zu sein. Und die ganze Opulenz deiner Emotionen zu erfassen, ohne sie zu bewerten. Es ist dein vertraulicher Raum.

So wie wir innerhalb eines Jahres durch verschiedene emotionale Zyklen gehen, erleben wir dies auch im Kleineren – jeden

Monat das volle Programm: von Freude und Leichtigkeit bis hin zu Missmut, Hilflosigkeit, Ohnmacht, Macht, Reichtum, Angst, Schuld, Verführung, Liebe, Verurteilung und Scham.

Warum solltest du dich darauf einlassen? Emotionen zuzulassen und anzunehmen ist essenziell für unsere emotionale Gesundheit. Unsere Gefühle und Empfindungen spiegeln sich in unserem Körper wider.

Unsere Emotionen sind die unmittelbaren, körperlichen Reaktionen auf äußere Reize. Sie sind kurzlebig und oft intensiv, wie etwa Angst oder Wut. Sie bereiten unseren Körper auf eine sofortige Reaktion vor.

Gefühle hingegen sind die bewussten Erfahrungen und Interpretationen dieser Emotionen. Sie sind länger anhaltend und reflektieren unseren inneren Zustand und unsere Gedanken über die Emotionen. Gefühle entstehen, wenn wir uns bewusst mit unseren Emotionen auseinandersetzen und sie verarbeiten.

Darum ist es wichtig, dass wir unsere Gefühle und Emotionen zulassen, vom Kopf in den Körper kommen und unser Herz für uns selbst öffnen. Viele sprechen im Bereich der Persönlichkeitsentwicklung von MINDSET-Arbeit. Ich bin jedoch überzeugt, dass wir tiefer gehen müssen, indem wir in unseren Körper und in unser Herz kommen. Solange wir in unserem Kopf, in unserem ‚Mind', sind, bleiben wir von unserem Körper und damit auch von unserem inneren Wissen abgeschnitten.

Hier sind einige Gründe, warum dies so wichtig ist:

» **Verbindung zu uns selbst:** Am besten und am schnellsten kommen wir in unseren Körper, wenn wir bewusst ein- und ausatmen. Dadurch fällt es uns leichter, aus dem Kopf in den Körper zu kommen und Zugang zu unseren Emotionen und Gefühlen zu finden.

» **Innere Weisheit entdecken:** Wenn wir bewusst unseren Körper wahrnehmen, können wir unsere innere Welt entdecken. Unsere innere Weisheit wird sichtbar, und wir schaffen eine tiefere Verbindung zu uns selbst, um unser wahres Selbst zu verstehen. Ohne diese Verbindung verlieren wir den Zugang zu unserer Authentizität und Lebendigkeit.

» **Selbstakzeptanz und Heilung:** Viele von uns haben in der Vergangenheit oder Kindheit prägende Erfahrungen gemacht, wie Kindheitstraumata, emotionale Vernachlässigung, Verlustangst oder Missbrauch. Oft war es damals sicherer, diese Gefühle zu unterdrücken. Wenn wir diese unterdrückten Emotionen langsam wieder zulassen, auch wenn sie unangenehm sind, werden wir lebendiger. Dies hilft uns, Frieden mit der Vergangenheit zu schließen und emotional zu heilen. So können unsere alten Wunden heilen.

» **Regulation des Nervensystems:** Gefühle und Emotionen beeinflussen unser Nervensystem. Wenn wir sie unterdrücken, kann dies zu chronischem Stress und gesundheitlichen Problemen führen. Das Zulassen und Verarbeiten unserer Emotionen hilft, unser Nervensystem zu regulieren und fördert unser körperliches und emotionales Wohlbefinden.

Ermächtigte
Frauen
ermächtigen

Frauen.

ZYKLISCH UNTER FRAUEN: DIE KRAFT DER GEMEINSCHAFT

In meinen längeren Gruppen-Coaching-Programmen erlebe ich immer wieder, wie sich Frauen in ihren Periodenzyklen angleichen. Für mich ist das ein schönes Geschenk und ein Zeichen dafür, dass sich die Frauen in diesem Kreis emotional sicherer fühlen. Es scheint, dass ihre Frequenz einander angleicht. Vielleicht hast du es auch schon erlebt, dass sich dein Zyklus plötzlich verschoben hat und du zur gleichen Zeit wie deine Freundin, Mitbewohnerin, Kollegin oder Tochter menstruierst.

Vor mehr als 50 Jahren machte die Forscherin Martha McClintock als Studentin eine Beobachtung, die später zur Erforschung der menstruellen Synchronisation führte. Sie fand heraus, dass die Pheromone der Frauen sich gegenseitig beeinflussen können, sodass schließlich ihre monatlichen Zyklen sich angleichen. Pheromone sind chemische Botenstoffe, ähnlich wie Hormone, die das Verhalten oder die Physiologie eines Artgenossen beeinflussen können – sie werden über die Luft übertragen. Auch wenn die Wissenschaft immer noch darüber streitet, ob es tatsächlich eine menstruelle Synchronisation gibt oder nicht, so kamen doch schon seit der Antike Frauen zusammen, wenn sie menstruierten.

Gemeinschaftliche Rituale und Unterstützung

Die roten Zelte: In ihrem historischen Roman „Das rote Zelt" schrieb Anita Diamant über die Idee, dass Frauen in biblischen Zeiten zusammenkamen, um gemeinsam zu menstruieren und zu gebären. Dort verbanden sie sich, trösteten einander und führten geheime Rituale durch. Auch wenn es keine historischen Beweise dafür gibt, ist alleine die Vorstellung kraftvoll: Frauen der biblischen Zeiten zogen sich in Menstruationszelte zurück, um mit anderen Frauen Gemeinschaft zu leben.

Die Navajo-Tradition: Geschichten erzählen, dass Frauen der Navajo sich weigerten, für ihren Mann zu kochen oder Hausarbeiten zu erledigen, wenn sie bluteten. Sie standen auf dem Höhepunkt ihrer Macht und sollten ihre Energie nicht für banale Aufgaben verschwenden. Sie zogen sich in eine Menstruationshütte in den Bergen zurück. Mit den anderen Frauen der Gemeinschaft führten sie heilige Rituale zur Mondzeit durch. Es wurde berichtet, dass alle Frauen der Gemeinschaft zur gleichen Zeit menstruierten und wenn eine Frau aus dem Rhythmus mit ihren Schwestern geriet, konnte sie den Mond bitten, sie wieder ins Gleichgewicht zu bringen.

Kalasha-Tal in Pakistan: Frauen im Kalasha-Tal im Nordwesten Pakistans nennen ihr gemeinsames Menstruationshaus „bashali". Es ist ihr heiligster Ort und das größte Gebäude im Zentrum des Dorfes. Es ist immer voll von Frauen, die zusammen tratschen, lachen, singen, Ratschläge austauschen und gebären. Die Frauen nehmen ihre Babys und Kleinkinder mit ins Bashali, doch für Männer ist dieser Ort tabu.

Auch heute können wir von diesen alten Traditionen lernen und die Kraft nutzen, die entsteht, wenn Frauen zusammenkommen – unabhängig davon, ob es um Menstruation geht oder nicht. Wann immer wir als Frauen im Kreis zusammenkommen, dann entsteht Magie. Das weiß ich, weil ich es seit Jahren für mich selbst tue. Ich halte Frauenkreise und ich nähre mich in ihnen.

Rituale zur Würdigung der Gemeinschaft und unserer weiblichen Natur

» **Lass dich in den Arm nehmen:** Die amerikanische Psychotherapeutin Virginia Satir sagte einmal: „Wir brauchen vier Umarmungen pro Tag zum Überleben. Wir brauchen acht Umarmungen pro Tag für die Erhaltung und zwölf Umarmungen pro Tag für Wachstum."

Alles ist schnell. Wir sehen uns online, wir hasten von einem zum anderen Termin. Doch was uns wirklich fehlt, ist die einfache Berührung. Und mit „in den Arm nehmen" meine ich nicht das Drücken zur Begrüßung oder zum Abschied, sondern das bedingungslose, liebevolle Gehaltensein von jemand anderem, mit einer mütterlichen oder väterlichen Energie. Die simple Berührung und das Gehaltensein so wohltuend. Es kann Stress abbauen und unser Immunsystem.

Die fortgeschrittene Version: Frage eine Freundin, ob du dich mal in ihren Schoß legen kannst.

» **Freundinnen-Kreise:** Komme mit deinen Freundinnen oder anderen Frauen zusammen. Setzt euch auf den Boden oder einfach in einen Kreis. Vereinbart, dass jede sagen kann, wie es ihr geht. Keine unterbricht, sondern pures Zuhören mit dem Herzen. Und dann die Nächste, bis jede im Kreis gehört wurde. So wird es verbindender zwischen uns und wir fühlen uns gesehen. So sehr sehnen wir uns danach.

» **Gönnt euch eine gemeinsame Pause:** Das kann mit einer Freundin oder mit einer Kollegin sein. Trefft euch im Park oder geht eine Runde zusammen spazieren. Ich liebe es, barfuß über die Wiese zu gehen und zu spüren, wie sich mein Körper entspannt und ich mit der Natur in Kontakt komme. Es erinnert mich daran, wie sehr ich mit ihr verbunden bin.

» **Community:** Komme im Kreis von Gleichgesinnten zusammen. Das müssen nicht deine Freunde sein. Manchmal ist es sogar einfacher, sich in einem Kreis von Frauen zu öffnen, die wir nicht kennen und mit denen wir keine Geschichte haben. Das kann auf einem Retreat oder in Workshops sein, in der Stadt oder in der Natur. Lass dich von deiner inneren Stimme leiten. Wonach sehnst du dich? Was wolltest du schon immer mal entdecken?

Alleine wenn wir wieder bewusst als Frauen im Kreis zusammenkommen, uns hören und Zeit miteinander verbringen, ehren wir unser Frau-SEIN.

Indem wir die Kraft der Gemeinschaft nutzen, können wir nicht nur das Stigma der Menstruation überwinden, sondern auch ein starkes Unterstützungsnetzwerk schaffen, das uns durch alle zyklischen Phasen unseres Lebens begleitet.

Das Verständnis füreinander
und unsere Unterschiede
ist der Beginn einer

tieferen Verbindung.

SÖHNE, VÄTER, MÄNNER UND MANAGER: VOM VERSTÄNDNIS ZUR VERÄNDERUNG

Wer sagt eigentlich, dass Männer nicht bereit sind, die Mysterien des weiblichen Zyklus zu erkunden und sie zu würdigen? Entgegen der häufigen Annahme haben viele Männer ein erstaunlich gutes Gespür für die emotionalen Schwankungen und Veränderungen ihrer Partnerin während ihres Zyklus – manchmal sogar besser als die Frauen selbst. Warum sollten wir nicht gemeinsam ein neues Bewusstsein dafür entwickeln?

Und ja, ich weiß, jede von uns kennt diese unschönen Momente, in denen wir den abwertenden Ton der Männer hören: „Na, hast du wieder deine Tage?“ Viele Frauen haben darin Abwertung erlebt. In meiner Sales-Karriere habe ich auch über viele abwertende Witze gelacht. Manchmal, weil ich sprachlos war, manchmal, weil ich es nicht bemerkte, und manchmal, weil alle lachten oder weil ich den Mut nicht hatte, etwas dagegen zu sagen.

In den letzten Jahren habe ich eine neue Perspektive gewonnen. Ich entdecke eine Welt, in der Männer das Weibliche würdigen und ihre Frauen ehren. Diese Erkenntnisse möchte ich mit dir teilen, denn sie erzählen eine andere Geschichte. Stell dir vor, Männer, Väter und Söhne wüssten über die erstaunliche weibliche Kraft Bescheid, die Leben erschafft, und würden zu unseren Verbündeten werden, anstatt ausgeschlossen zu sein. Ich glaube, das würde die Beziehung zwischen Männern und Frauen erheblich harmonisieren.

Immer mehr sehen wir, dass Frauen zusammenkommen, um ihre zyklische Natur zu ehren und sich gegenseitig zu unterstützen. Das ist ein wichtiger Schritt in Richtung eines tieferen Verständnisses und einer größeren Wertschätzung der weiblichen Natur. Und ich frage mich, wie binden wir die Männer ein, ohne sie abzuhängen? Wie überwinden wir die Sprachlosigkeit in den Beziehungen, die uns wichtig sind? Wie drücken wir aus, was uns wichtig ist, bei unseren Söhnen, unseren Männern und Kollegen?

Wusstest du, dass auch Männer zyklisch sind? Wenn auch auf eine andere Art und Weise als Frauen. Sie haben einen 24-Stunden-Zyklus, der durch die Schwankungen ihres Testosteronspiegels geprägt ist. Jeder Tag kann für einen Mann unterschiedliche energetische und emotionale Phasen haben. Morgens ist der Testosteronspiegel in der Regel am höchsten, was zu einer gesteigerten Energie und einem geringeren Einfühlungsvermögen führen kann. Während des Tages kann der Testosteronspiegel und somit die Leistungsfähigkeit abnehmen. Abends sinkt der Testosteronspiegel weiter auf ein niedrigeres Niveau, was zu einer verringerten Dynamik und einem stärkeren Verlangen nach Ruhe, Nähe und Zuneigung führen kann.

Der weibliche und der männliche Körper funktionieren nach dem sogenannten Zirkadianrhythmus. Dieser biologische Rhythmus ist ein 24-Stunden-Zyklus und beinflusst zahlreiche biologische Prozesse im Körper, wie den Schlaf-Wach-Zyklus, die Hormonproduktion, die Körpertemperatur und unseren Stoffwechselaktivität.

In einem Unternehmenstalk sprach ich genau darüber, dass Frauen als auch Männer zyklisch sind und im Nachgang schrieb mir ein Mann:

„Vielen Dank für deinen Vortrag gestern. Ich fand ihn sehr interessant und aufschlussreich für mich, um mich besser zu verstehen als Mann mit seinen Zyklen. Er ist aber auch eine wirklich große Hilfe für meine Frau und unsere beiden Töchter, die alle drei sehr stark unter den zyklusbedingten Schmerzen und Stimmungen leiden."

Ich kann dir sagen, mit allem hatte ich gerechnet. Aber nicht mit dieser Mail. Mir schossen die Tränen in die Augen, es ging direkt in mein Herz und zeigt mir: Eine andere Welt ist möglich, wenn wir uns andere Geschichten erzählen.

Und so binden wir sie ein: unsere Söhne, unsere Männer und die Manager.

Söhne: Erklärungen im Alltag. Wenn du einen Sohn hast, dann lass ihn teilhaben an deiner weiblichen Natur. Ich weiß, manchmal sagen sie: „Iiih, das ist ja ekelig." Wie mein Neffe, der die Augen rollte. Und so ist die Frage, bleiben wir Frauen dran oder lassen wir uns verunsichern? Eine Freundin erzählte mir, wie ihr 5-jähriger Sohn es peinlich und unangenehm fand, dass sie blutet. Aber sie blieb dran und erklärte ihm voller Selbstbewusstsein, welche Kraft der Zyklus und das Blut haben und dass es ein Geschenk für sie ist. Sie sagte ihm, dass sie ihn dadurch in diese Welt bringen konnte. Über die Zeit hat sich das Verständnis ihres Sohnes verändert. Sie hat sich eine goldene Menstruationspanty als Symbol für ihre Superpower geholt. So kann auch ihre Familie erkennen, was los ist. Sie spricht nun immer bewusster über „ihr Blut" und was sie in dieser Phase braucht.

Die Familie: Zyklus-Uhr zu Hause. Hänge eine Zyklus-Uhr zu Hause auf, damit in der Familie sichtbar wird, wo du gerade in deinem Zyklus stehst. Ihr könnt sie zusammen basteln oder sie zusammen aufhängen und dabei die Phasen erklären. So wird deutlich, wo du dich im Zyklus befindest, was du brauchst und welche Unterstützung du dir von den anderen in der jeweiligen Phase wünschst.

Eine Workshop-Teilnehmerin erzählte mir von ihrer Zyklus-Uhr, die im Flur ihres Hauses hängt. Zum einen hat es ihr geholfen, viel mehr Verständnis für ihre Stimmungen zu entwickeln und rücksichtsvoller mit sich selbst und ihren Terminen zu sein. Ihren Kindern und ihrem Partner erklärte sie ihre Zyklusphasen mit den Jahreszeiten: „Manchmal fühlt es sich in mir drin an wie Herbst – Stürme, schnelle Wetterumschwünge… manchmal aber auch wie Frühling. Da bin ich kindlich/verspielt, mag toben und Neues ausprobieren." Und manchmal verstellt ihr Sohn die Uhr, weil er sich wünscht, dass sie im Frühling ist.

Im Alltag mit Männern: Bewusste Gespräche. Ich weiß, es ist nicht einfach und oft ungewohnt für uns. Doch es ist bereichernd, wenn wir Männer an unseren zyklischen Schwankungen teilhaben lassen, um ein neues Bewusstsein zu schaffen.

Und dann werden wir überrascht. Ein lieber Bekannter, der als Sport-Coach arbeitet, schrieb mir über Instagram, nachdem er meinen Post über den nächsten Zyklus-Workshop gesehen hatte. Er fragte, ob er teilnehmen könne. Bis dahin waren meine Workshops unausgesprochen nur für Frauen.

Weil ich es großartig fand und sein Anliegen so wichtig war, sagte ich ihm, dass er kommen solle. Er wollte Frauen im Sport-

Coaching besser begleiten. Also kam er mit seiner Frau. Anfangs waren die anderen Frauen irritiert, dass ein Mann dabei war, doch ich würdigte seinen Mut und sagte, dass er willkommen sei.

Die anfängliche Irritation wandelte sich im Laufe des Workshops. Es entstand ein wertvoller Austausch und die Frauen erkannten, dass die Wahrnehmung von Männern oft viel feiner ist, als wir glauben. Es war schön zu sehen, wie es ihm als Coach und Ehepartner ein Anliegen war, uns Frauen zu verstehen.

Mit den Kollegen und Managern: Mit den Kollegen und Managern: Offene Gespräche sind so hilfreich, damit neues Bewusstsein und Verständnis füreinander entstehen kann, besonders im Arbeitskontext. Denn so viele Frauen leiden unter Zyklusbeschwerden und schleppen sich trotzdem zur Arbeit. Laut einer Stern-Statistik betrifft das über 70 % der Frauen. Das neue Schlagwort ist DIVERSITY. Für mich beginnt Diversität im Job damit, dass wir anerkennen, dass es einen Unterschied zwischen Mann und Frau gibt und das zu unterschiedlichen Bedürfnissen im Arbeitskontext führt.

Manchmal braucht es einen Externen wie mich, der das Eis bricht. Ich war zu einem Talk in einem großen internationalen Unternehmen eingeladen, organisiert von dem internen Frauen-Netzwerk. Das Besondere war, das zu diesem Talk-Format auch Männer eingeladen waren. Ich habe darüber gesprochen, wie wir das Bewusstsein, über den weiblichen Zyklus auch im Job nutzen können. Und was soll ich sagen, die Veranstalterinnen waren wie ich baff, dass so viele Männer der Einladung gefolgt sind.

Ich stelle immer wieder fest, dass Männer kaum eine Vorstellung davon haben, worunter Frauen leiden. Als externe Rednerin habe ich ein Bewusstsein dafür geschaffen, um die Barriere im Arbeitskontext zu überwinden und ins Gespräch zu kommen. So wird nach und nach die Tür für den Austausch geöffnet.

Lasst uns daran erinnern, dass jeder Mann eine Frau liebt – sei es seine Tochter, seine Frau oder seine Schwester – die ihre Menstruation hat.

Wenn wir uns das bewusst machen, fällt es uns vielleicht leichter, die Männer wieder einzubeziehen und uns langsam heranzutasten.. So schaffen wir ein Umfeld, in dem wir sowohl in unseren Familien als auch in unserem Arbeitsumfeld offen über diese Themen sprechen und ein neues, gemeinsames Verständnis entwickeln können.

Intimität

entsteht, wenn wir einander zeigen und erkennen.

PARTNERSCHAFT UND ZYKLISCHE SYNCHRONISATION

Sexuelle Anziehung ist auch zyklisch. Unsere sexuelle Lust schwankt, während wir uns durch unterschiedliche Lebensphasen bewegen. Die anfängliche starke, prickelnde Anziehungskraft kann schwinden, besonders wenn andere Lebensphasen wie Familienplanung, Mutter- und Elternschaft, eine erhöhte Arbeitsbelastung, Stress oder gar gesundheitliche und körperliche Herausforderungen eintreten. Das kann nur einen Partner betreffen oder beide gleichzeitig. Und weil wir in der Sexualität so tief emotional berührt werden, sind wir besonders verletzlich und es entstehen Missverständnisse.

Eine Studie von Christina Larson zeigte, dass Frauen ihre Partner unterschiedlich attraktiv finden, je nach Phase ihres Zyklus. Frauen, die ihren ausgewählten Mann als zuverlässig, aber nicht besonders attraktiv empfanden, fühlten sich während ihrer fruchtbaren Phase weniger mit ihm verbunden. Hingegen erlebten Frauen, die ihren Partner als gutaussehend empfanden, in dieser Zeit eine echte Steigerung der Anziehung.

In einer anderen Studie wurde festgestellt, dass bei Männern, die eine Familie gründen möchten und in einer innigen Beziehung mit ihrer Partnerin sind, deren Hormonstatus und ihr Sexualverhalten dem 28-tägigen Zyklus der Frau angepasst ist.

Als ich das zum ersten Mal las, wurde es mir bewusst. Genau so war es auch bei mir. Ich würde sogar hinzufügen, dass man nicht einmal in einer festen und innigen Beziehung oder in einem gemeinsamen Haushalt leben muss. Auch eine starke, instinktive sexuelle Anziehung zwischen dem Mann und der Frau führt dazu, dass sich das sexuelle Verlangen zyklisch synchronisiert und genau naturgegeben auf die fruchtbare Phase der Partnerin fällt.

In der Ovulationsphase fühlen sich Frauen am attraktivsten und sind es auch. Während dieser Zeit ist der Körper bereit für eine mögliche Befruchtung, was naturgegeben zu einer gesteigerten Libido führt. Frauen berichten, dass sie besonders um den Eisprung eine große animalische Lust verspüren. Sie wissen dann sehr genau, was sie von ihrem Partner wollen, und sind bereit, es sich zu nehmen und einzufordern.

Während sie sich selbst in den anderen Phasen ihres Zyklus eher als passiv empfinden, wissen sie in ihrem inneren Sommer doch sehr genau, was sie wollen. Manche sagen: Sie können es kaum erwarten, dass ihre Partner endlich nach Hause kommt. In den 14 Tagen nach dem Eisprung kommt es zur vermehrten Ausschüttung des Schwangerschaftshormons Progesteron. Dieses hemmt jedoch die Libido, weshalb die Lust auf Sex in dieser Phase oft abnimmt.

Bleibt die Befruchtung aus, stellt der Körper die Progesteron-Produktion schlagartig ein, was sich in der Menstruation zeigt. Viele Frauen spüren dann wieder, dass ihre Lust zunimmt, wenn die Libido hemmende Wirkung des Progesterons wegfällt. Viele Frauen fühlen sich während ihrer Menstruation sexuell freier und weniger gehemmt, da die Wahrscheinlichkeit einer Schwangerschaft nicht gegeben ist. Manche berichten, dass Sex während der Periode entspannend und schmerzlindernd wirkt. Die erhöhte Durchblutung im Beckenbereich kann zu intensiveren Empfindungen führen, wodurch der Sex sich verbundener und leidenschaftlicher anfühlt.. Manchmal weinen Frauen, weil sie so offen und emotional tief berührbar sind. In dieser Phase ist es ihnen meist wichtiger, hier mehr Sinnlichkeit, Zartheit und Langsamkeit zu leben.

In meinen Zyklus-Aufstellungen frage ich immer wieder, welche sexuellen Bedürfnisse Frauen in der PMS-Phase bzw. kurz vor den Tagen haben. Manche Frauen beschreiben hier, dass sie sich nach Rückzug sehnen. Sie wollen nicht berührt oder angefasst werden. Ihr Körper gehört ihnen. Ein oder zwei Tage vor der Periode empfinden Frauen Sexualität als entspannend und entkrampfend.

Männer und Frauen kommen in die Menopause und sind in dieser gar nicht so verschieden. Die männliche Menopause, oft als Andropause bezeichnet, bringt ebenfalls hormonelle Veränderungen mit sich. Beide Geschlechter erleben ähnliche Herausforderungen: Stimmungsschwankungen, Angstzustände, Schlafprobleme, Hitzewallungen und eine abnehmende sexuelle Lust. Während Frauen häufig Scheidentrockenheit erleben, kämpfen Männer mit Erektionsstörungen. Beide durchlaufen eine Phase der Anpassung und Neuorientierung, die von körperlichen und emotionalen Veränderungen geprägt ist und auch immer die Frage nach sexuellen Abenteuern aufbringt. Tatsächlich auf beiden Seiten.

Rituale im Alltag

» **Gemeinsame Planung:** Plant gemeinsame Aktivitäten oder ruhigere Zeiten. Ob das Urlaub oder gemeinsame sportliche Aktivitäten sind oder das Treffen mit Freunden. Ein Familienkalender, in dem der Zyklus der Frau sichtbar ist, kann das Bewusstsein und Verständnis beim Partner fördern und eine bessere Planung ermöglichen.

» **Rückzugsorte schaffen:** Schafft euch im Zuhause Rückzugsorte, wo ihr euch in den Phasen, in denen ihr mehr Ruhe braucht, zurückziehen könnt. Das kann ein gemütlicher Sessel, ein kleines Zimmer oder einfach eine Ecke sein, die nur für Entspannung und Erholung genutzt wird.

» **Bewusste Gespräche über Bedürfnisse:** Nehmt euch regelmäßig Zeit für Gespräche, in denen ihr über eure aktuellen Bedürfnisse sprecht. Dies hilft, Missverständnisse zu vermeiden und den Partner besser zu verstehen.

Warum also nicht gemeinsam ein neues Bewusstsein dafür entwickeln und die Intimität stärken? Indem wir die natürlichen Rhythmen des Lebens anerkennen und respektieren, schaffen wir tiefere Verbindungen und fördern ein harmonisches Miteinander, das uns als Paar stärkt und uns hilft, gemeinsam zu wachsen.

Mit dem Erblühen

in deiner zweiten Hälfte
wirst du zum leuchtenden Vorbild
für die nächste Generation.

WECHSELJAHRE: VON DER ERSTEN ZUR ZWEITEN HÄLFTE DEINES FRAU-SEINS

Ein liebevoller Blick auf den Wechsel

Wenn wir Frauen in der Lebensmitte den Frühling und Sommer des Lebens hinter uns lassen und in die zweite Lebenshälfte eintreten – den Herbst und später den Winter des Lebens – sind wir eingeladen, uns zu hinterfragen: Wie möchten wir diese Phase gestalten? Was liegt uns am Herzen? Auf welche Dinge möchten wir nicht mehr verzichten? Gleichzeitig ist es auch eine Phase des Abschieds, in der wir loslassen, was uns viel bedeutet hat und womit wir uns möglicherweise als Frau definiert haben.

Frühling und Sommer: Eine Erinnerung

Im Frühling des Lebens, der von der Geburt bis zum zwanzigsten Lebensjahr reicht, liegt der Fokus auf Entwicklung und Lernen. Diese Phase ist geprägt von Entdeckung und Bildung. Wir entwickeln unsere sozialen Kompetenzen und unser persönlicher Ausdruck formt sich. Im Sommer, vom zwanzigsten bis vierzigsten Lebensjahr, schwingen wir Frauen uns oft auf den Höhepunkt unserer physischen und intellektuellen Fähigkeiten. Diese Phase steht ganz im Zeichen der Festigung unserer beruflichen Laufbahnen. Vielleicht verfolgen wir zielstrebig unsere Familienplanung oder das Erreichen persönlicher Ziele und Ideen.. Diese Jahre sind gefüllt mit Aktivität, Produktivität und dem Aufbau von Beziehungen und Ressourcen.

Der Übergang: Ein Seitenwechsel

Plötzlich taucht er auf, der Wechsel. In der frühen Phase der Menopause bemerken wir die kleinen körperlichen und emotionalen Veränderungen in der Hektik unseres Alltags kaum. Immer wieder höre ich von Frauen, dass sie die Symptome der Menopause lange Zeit nicht deuten und sie nicht mit dem Wechsel in Verbindung bringen konnten. Ja sogar die kleinen Zeichen ignoriert haben, in der Hoffnung das wird schon wieder.

Zu viele Frauen wissen über die Phase der Menopause so gut wie nichts. Es fühlt sich an wie ein gut gehütetes Geheimnis, wo jede alleine durchmuss und das sie nicht wirklich lüften möchten.. Und solange man nicht selbst betroffen ist, denkt man leichtfertig: „Da muss man halt durch. Das kann ja nicht so schlimm sein!"

Doch viele Frauen werden irgendwann von den verschiedenen Symptomen mit voller Wucht getroffen. Unkontrollierbare Hitzewallungen, nächtliche Schlaflosigkeit und Herzrasen, um nur einige Symptome zu nennen, stellen alles auf den Kopf und beeinflussen das seelische Wohlbefinden stark.

Mit großer Freude beobachte ich die Bewegungen der letzten Jahre. Frauen fangen an darüber zu sprechen. Wenn wir diese Scham überwinden und uns zeigen, wie es uns damit geht, merken wir, dass wir nicht alleine sind und es anderen genauso geht. Dadurch entsteht ein Gefühl der Verbundenheit und der Erleichterung. Wenn wir verstehen, was mit uns passiert, können wir einen leichteren Umgang damit finden.

Arten der Menopause und ihre Eintrittszeitpunkte

Die Menopause, auch Klimakterium genannt, tritt bei den meisten Frauen zwischen dem 45. und 55. Lebensjahr ein. Das Wort „Klimakterium" leitet sich vom griechischen Wort „klimakter" ab und bedeutet wörtlich übersetzt „Leiter" oder „Treppe". Es beschreibt metaphorisch den Übergang in einen neuen Lebensabschnitt.

Es gibt verschiedene Arten der Menopause:

Die natürliche Menopause: Sie ist eingetreten, wenn eine Frau 12 Monate lang keine Menstruation mehr hatte. Bis dahin durchläuft eine Frau einen Prozess, der sich über mehrere Jahre erstreckt. Diese Phase nennt man Perimenopause, die bis zu 10 Jahre dauern kann. In dieser Zeit hören die Eierstöcke allmählich auf, Östrogen und Progesteron zu produzieren. Die Zykluslänge verändert sich und es kommt nicht mehr in jedem Zyklus zu einem Eisprung. Dieser Prozess kann einhergehen mit Hitzewallungen, stärkeren Blutungen oder der Bildung von Myomen oder Zysten. Der Beginn der natürlichen Menopause ist individuell und hängt von genetischen, gesundheitlichen und den Lebensstilfaktoren jeder Frau ab.

Die vorzeitige Menopause: Von dieser spricht man, wenn eine Frau bereits vor ihrem 40. Lebensjahr ihre Periode verliert. Dies kann genetische Ursachen haben oder durch Autoimmunerkrankungen, Rauchen, Strahlentherapie oder Chemotherapie ausgelöst werden.

Die künstliche Menopause: Diese wird durch medizinische Eingriffe wie die Entfernung der Eierstöcke (Oophorektomie), Hysterektomie oder Behandlungen wie Chemotherapie oder Strahlentherapie verursacht. Diese Interventionen führen zu einem plötzlichen Hormonabfall und können schwerwiegende Symptome hervorrufen.

Ein berührendes Beispiel für eine vorzeitige und unnatürliche Menopause ist der Fall von Iris. Im Alter von 48 Jahren trat sie während ihrer Chemotherapie in die Wechseljahre ein. Vor Beginn der Behandlung wurde sie über mögliche Nebenwirkungen informiert, darunter das Ausbleiben der Periode. Als Iris nach zwei Chemobehandlungen tatsächlich keine Regelblutung mehr hatte, wurde ihr bewusst, dass der Wechsel nun dauerhaft eingesetzt hatte. Sie sagt: „Er kam sang- und klanglos, verursacht durch die zellschädigenden Wirkstoffe der Chemotherapie – und blieb für immer."

Zu diesem Zeitpunkt konzentrierte sich Iris darauf, ihren Brustkrebs zu heilen, was ihr auch gelang. Erst später erkannte sie, dass der Eintritt ihrer Menopause kein natürlicher Prozess war. Sie war nicht darauf vorbereitet, und so gab es für sie keinen bewussten Übergang, was eine seltsame Leere in ihr hinterließ.

Auch andere medizinische Behandlungen wie das In-Vitro-Fertilisationsverfahren können ähnliche Symptome wie in den Wechseljahren hervorrufen.

In der Schulmedizin ist jedoch oft wenig Raum für die Verarbeitung der emotionalen Folgen, die damit einhergehen. Der Fokus liegt auf der medizinischen Behandlung, während die emotionalen Herausforderungen oft nicht betrachtet werden, die aber eine große Auswirkung auf das Leben der Frau danach hat.

Vielen Frauen werden lediglich die bekannten „Risiken und Nebenwirkungen" erklärt – darüber hinaus gibt es wenig weitere Unterstützung oder Begleitung auf der seelischen Ebene.

Die körperliche und emotionale Veränderung

Die körperlichen Symptome der Wechseljahre sind vielfältig und können von Frau zu Frau unterschiedlich sein. Laut der Deutschen Menopause Gesellschaft leidet jede achte von zehn Frauen in dieser Lebensphase unter Hitzewallungen und Schweißausbrüchen. Doch es gibt noch weitere Symptome, die auftreten können, wie Schlafstörungen, Gelenkschmerzen, Angstzustände, erhöhte Reizbarkeit und der Verlust des Selbstvertrauens. Dazu kommen mögliche Beschwerden wie Herzrasen, Kopfschmerzen, Hauttrockenheit, starke Menstruationsblutungen sowie Konzentrations- und Gedächtnisprobleme.

Neben den körperlichen Veränderungen treten auch emotionale Veränderungen auf. Oftmals ist es eine Zeit der inneren Reflexion und der Auseinandersetzung mit den eigenen Bedürfnissen und Wünschen. Es kann sein, dass Frauen in dieser Phase feststellen, dass das Gleichgewicht in ihrem Leben ins Wanken geraten ist.

Frauen stellen in dieser Phase möglicherweise fest, dass das Gleichgewicht in ihrem Leben ins Wanken geraten ist. Wenn ich mit Frauen spreche, die starke Symptome haben, zeigt sich oft, dass sie ihre eigenen Bedürfnisse nicht ausreichend beachtet haben und über ihre Grenzen hinweggegangen sind. Es ist wichtig, dass Frauen in den Wechseljahren sich selbst liebevoll begegnen und auf ihre innere Stimme hören.

Die Veränderungen und Symptome in den Wechseljahren können eine gewisse Zeit anhalten und den Eindruck vermitteln, dass sie niemals enden werden. Doch sie sind vergleichbar mit Wehenschmerzen – wie wir uns in unserer Jugend an die Periode anpassen mussten, so passt sich unser Körper auch jetzt langsam an diese neue Phase an. Wir können auf die Weisheit unseres Körpers vertrauen, dass er sich nachjustiert und wir uns anpassen werden. Diese Übergangsphase kann zwischen fünf und zehn Jahre dauern.

Das Geschenk der zweiten Hälfte

Früher lag der Fokus stark auf andauernder Jugendlichkeit. Heute rückt jedoch zunehmend das Bild der Silver Ager in den Mittelpunkt der medialen Aufmerksamkeit. Daher frage ich mich, welche neuen Geschichten von Frauen wir uns erzählen können..

Im Herbst, zwischen dem 40. und 60. Lebensjahr, befinden wir uns in der Blütezeit der Meisterschaft und der Weitergabe von Wissen. In dieser Phase können wir auf das zurückschauen, was wir erreicht haben, und unsere Erfahrungen an die nächste Generation weitergeben. Es ist eine Zeit der Selbstsicherheit und des Self-Empowerments. Als ich 40 wurde, spürte ich, dass ich meinen Karriereweg so nicht mehr weitergehen wollte. Ich hatte Sehnsucht nach mehr Sinnhaftigkeit und nachhaltigem Wirken. Ich wollte mein Wissen und meine Fähigkeiten einsetzen, um gesellschaftliche Veränderungen zu bewirken.

Interessant finde ich auch, dass zwei Drittel aller selbstständigen Frauen ihr Unternehmen im Alter von 35 bis 54 Jahren gründen. Wie auch ich. Ich war nicht mehr bereit, Dinge hinzunehmen, die gegen meine weibliche Natur waren. Vielmehr wollte ich in einem Umfeld arbeiten und wirken, das mir entsprach.

Im Winter des Lebens, ab dem sechzigsten Lebensjahr, treten Frauen in ihre goldenen Jahre ein, eine Phase, die gesellschaftlich oft wenig sichtbar ist und für die es uns oft an Vorbildern fehlt. Gesellschaftlich sind wir so geprägt, dass wir in die R-E-N-T-E gehen, doch aus meiner Sicht geht es viel mehr um die E-R-N-T-E. Interessanterweise sind es dieselben Buchstaben, und wir können wählen, ob Rente oder Ernte. Diese Phase ist eine Zeit der Reflexion und des Genusses der erarbeiteten Früchte. Pensionierung oder eine geringere Arbeitsbelastung bieten die Gelegenheit, sich Hobbys, Enkelkindern oder sozialem Engagement zu widmen. Die Blütezeit dieser Phase ist oft geprägt von einer tiefen Weisheit und der Fähigkeit, die Dinge im größeren Zusammenhang zu sehen. Es ist eine Zeit der Dankbarkeit und vielleicht der spirituellen Vertiefung, in der man sein Vermächtnis weitergeben kann und in Ruhe und Zufriedenheit genießt, was man aufgebaut hat.

Greta Silver (1946) ist wohl eine der bekanntesten Vertreterinnen, die mit 66 nochmals voll durchstartete. Sie ist eine deutsche YouTuberin, Podcasterin, Autorin und ein Best-Ager-Model. Ihre inspirierende Geschichte zeigt, dass es nie zu spät ist, neue Wege zu beschreiten. Ich liebe ihren Spruch: „Die Zeit zwischen 60 und 90 ist genauso lang wie die Zeit zwischen 30 und 60."

Im letzten Sommer hatte ich das Privileg, einige Tage mit Dr. Scilla Elworthy zu verbringen, einer renommierten Friedensstifterin. Sie gründete die Oxford Research Group und wurde für ihre Beiträge zum Dialog über Nuklearwaffenpolitik dreimal für den Friedensnobelpreis nominiert. Mit ihren über 80 Jahren teilt sie weiterhin weise Einsichten aus einem beeindruckenden Leben im Dienste des Friedens.

Diese Vorbilder geben uns die Inspiration die zweite Hälfte so zu gestalten, wie es uns entspricht.

Die Würdigung der zweiten Hälfte

In einigen anderen Kulturen, wie bei den Bantu in Südafrika, wird der Übergang in die zweite Hälfte gewürdigt und als ein Aufstieg zur „Großmutter" oder „weisen Ältesten" gesehen. Die

Bantu praktizieren zeremonielle Tänze und Gesänge, um diesen Übergang zu würdigen. Die Frau, die in diese neue Lebensphase tritt, wird für ihre Lebenserfahrung, Weitsicht und ihre zukünftige Rolle als Ratgeberin innerhalb der Gemeinschaft geehrt.

Es wird anerkannt, dass die Energie, die früher für den Menstruationszyklus benötigt wurde, nun einer neuen Aufgabe zugeführt wird. Die Lebenskraft, die einst für die Menstruation aufgewendet wurde, nutzt die Frau nun, um ihre Weisheit und Heilkunst auszudrücken. Im Glauben der Bantu und vieler anderer Kulturen wird klar, dass mit dem mit dem Ende der Menstruation eine transformative Kraft freigesetzt wird.

Und so ist die zweite Hälfte des Lebens eine Einladung an jede Frau, feinfühlig zu sein und in Kontakt mit sich selbst zu kommen. Sie wird spüren, dass sie noch immer jeden Monat mit den zyklischen Phasen ihrer weiblichen Natur verbunden ist, auch wenn das äußere Zeichen, das Bluten, nicht mehr sichtbar ist.

In meinen Workshops freue ich mich immer, wenn Frauen, die ihre Blutung nicht mehr haben, sagen: „Ich spüre meinen Zyklus und ich erkenne es, dass er noch da ist!“ Diese Momente erfüllen mich mit tiefem Dank, diese Arbeit zu tun. Es ist eine besondere Freude, Frauen, denen dieses Wissen zuvor durch das Stigma versagt war, wieder an ihre zyklische Natur zu erinnern, die immer in ihnen war. Und wie der Name sagt, sind die Wechseljahre die Jahre des Wechsels! Die Jahre der Transformation, der Neuausrichtung und des inneren Wachstums. Sie bieten uns die Möglichkeit, uns neu zu definieren, unser Leben bewusst zu gestalten und unsere innere Weisheit zu nutzen. Indem wir uns selbst liebevoll begegnen und unsere Bedürfnisse ernst nehmen, können wir diese Zeit als eine Phase der inneren Erfüllung erleben.

Bist du bereit,
mutig und
entschlossen zu sein?
Dann weißt du
was jetzt zu tun ist.

Treffe deine nächste weise Wahl.

DEIN PERSÖNLICHES JOURNAL

Und nun bist du dran. Erobere dich selbst im intimen Dialog mit dir. Erforsche sanft deine Wahrnehmung. Spüre, lausche und sei skeptisch. Hinterfrage, was ich geschrieben habe oder was du jemals über den weiblichen Körper und den Zyklus gehört hast.

Nur dein Körper kennt die Antwort – jetzt! Du bist diejenige, die ihn wahrnimmt, von Moment zu Moment. Auf den folgenden Seiten kannst du dich in den nächsten drei Monaten selbst beobachten und reflektieren.

Lass es einen Ort werden, zu dem du immer wieder zurückkehren kannst, um nachzulesen und dich mit dir zu verbinden. Ein Ort, an dem du dich dir selbst zuwendest. Lass das Journal zu einem Ort werden, wo deine Bedürfnisse und Gedanken sichtbar werden und du dich selbst erkennst.

Das Schreiben wird dir helfen, eine tiefere Verbindung zu deinem inneren Rhythmus zu entwickeln. Daraus wirst du ableiten können, was dir im Alltag guttut und was nicht. Du wirst erkennen, was du brauchst und was du ändern kannst. Das Journal beginnt mit dem inneren Winter – der Blutung.

Egal, ob du aktuell deine Periode hast oder nicht, ob dir dein Zyklus bewusst ist oder nicht. Vielleicht bist du wie ich schon in der Menopause oder hast gerade gesundheitliche Herausforderungen. Ganz gleich, ob dein Zyklus regelmäßig ist oder nicht. Wenn du deine Periode gerade nicht hast, starte mit dem Schreiben entweder zum Neumond oder Vollmond. Der Mond ist ein guter Anhaltspunkt für deinen Zyklus. Die genauen Daten findest du im Internet.

Wähle das nächste und beginne, ganz gleich, ob du zum Voll- oder Neumond startest.

Verbinde dich mit deiner zyklischen Natur und nimm sie wahr.

Auch ohne Blutung spüre ich meinen monatlichen Zyklus und richte meinen Alltag sowie meine Aktivitäten danach aus, um die unterschiedlichen Stimmungen zu nutzen, ohne mich zu überfordern. Dabei hilft mir auch das Schreiben.

Du selbst bist die Medizin.

TÄGLICHE REFLEXIONEN UND FRAGEN

Bist du bereit, um mit dem Journal zu starten?

Vielleicht hörst du dich jetzt sagen: „Mach ich später!" oder „Ich habe keine Zeit!".

Kenne ich! Deswegen habe ich die Hürde so gering wie möglich gemacht. Es soll in deinen Tag passen und dir ermöglichen, dich tiefer zu erforschen, unbewusste Wahrheiten aufzudecken und das Licht des Bewusstseins zu erhellen.

Für die tägliche Reflexion hast, du deswegen zwei Möglichkeiten.

1. MÖGLICHKEIT: TÄGLICH EIN WORT

Mit dem Zyklusmandala geht es ganz schnell und einfach. Es besteht aus 2 Dingen: Einem Wort und deinem Wohlfühl-Level Das Zyklusmandala findest du zu Beginn jedes Monats. Und so machst du es:

1. Ein Wort für den Tag: Schreibe ein Wort in den äußeren Teil des Kreises, das den heutigen Tag beschreibt. Beginne bei Tag 1 und setze dies täglich fort. Überlege nicht lange, sondern nimm das erste Wort, das dir spontan in den Sinn kommt. Es kann ein Gefühl, eine Emotion oder ein Eindruck sein, den du vom Tag hast. Beispiele könnten sein: „Freude", „Müde", „Entspannt", „Überwältigt", „Energievoll".

2. Deinen Wohlfühl-Level ausmalen: Dein Wohlfühl-Level im inneren Kreis des Mandalas.

Die äußere Linie bedeutet 10 und der Kreismittelpunkt steht für 1. Nun fülle vom Mittelpunkt das Tages-Segment soweit aus, wie dein Level auf der Skala von 1 bis 10 ist.

» 1 = traurig, resigniert (nicht ausgemalt)

» 5 = es ist ok (halb ausgemalt)

» 10 = Ich bin erfüllt (ganz ausgemalt)

Färbe den inneren Kreis entsprechend deiner Energie und Kraft für den Tag ein. Je voller der Kreis, desto höher dein Energielevel. Mit diesem kleinen Ritual bekommst du ein schnelles und visuelles Feedback. Du siehst auf einen Blick, wie sich dein Wohlfühl-Level und deine Emotionen im Laufe deines Zyklus verändern.

2. MÖGLICHKEIT: 4YOU – WENN DU MEHR ZEIT HAST.

4YOU – sind 4 MINUTEN nur für dich. Du brauchst nichts weiter als dich selbst und dein Journal. Widme diesen kurzen Zeitraum ganz deinem Wohlbefinden. Starte mit dem ersten Monat: 30 Tage lang 4 Minuten täglich. Und dann schaust du weiter.

In den 4 Minuten 4YOU antwortest du intuitiv, schreibst, was kommt. Setze deinen Stift an und lass ihn schreiben. Überlege nicht. Nimm den ersten kleinen Impuls, raus damit. Mach es sichtbar, indem du es aufschreibst. Das ist dein sicherer Ort, nur du liest es.

Ich habe lange hin und her überlegt, was jetzt das Beste ist – eine Morgen- oder Abend-Routine. Oder vielleicht sogar beides. Immer wieder komme ich auf das Wesentliche zurück: Mir geht es darum, dass es in deinen Alltag integrierbar ist und du es umsetzt. Am Morgen, am Abend oder untertags. Ganz gleich.

Hauptsache, du nimmst dir diese 4 Minuten für dich.

Für den Morgen spricht, dass es eine positive Intention und Ausrichtung für den Tag gibt. Es richtet uns optimistisch auf den Tag aus. Für den Abend spricht, dass wir reflektieren und den Tag mit positiven Gedanken abschließen. Untertags bietet es einen Moment der Auszeit. Du hältst kurz an und fühlst, was ist. Du entscheidest. Was sagt deine innere Stimme, wann passt es in deinen Tag?

Jeden Tag schreibst du neu und intuitiv:

» **Meine Intention:** Wie möchte ich heute erleben? Welche Absicht habe ich für morgen?

» **Dankbarkeit:** Wofür bin ich heute dankbar? Welchen Aspekt an mir schätze ich? Welche kleinen oder großen Dinge haben mein Herz erfüllt?

» **Leichtigkeit und Herausforderungen:** Welche Herausforderungen könnte ich heute meistern? Welche Strategien werde ich anwenden? Welche Aufgaben oder Momente waren heute mühelos für mich? Was hat mir Schwierigkeiten bereitet?

» **Gefühle:** Wie möchte ich mich heute fühlen? Wovon möchte ich heute mehr? Welche Emotionen habe ich im Laufe des Tages in mir wahrgenommen?

» **Selbstfürsorge:** Was kann ich heute tun, um gut für mich zu sorgen? Achtsam mit mir zu sein? Was habe ich heute für mich und mein Wohlbefinden getan?

» **Ein Wort:** Lege die Hand auf deinen Unterbauch. Welches Wort kommt dir in den Sinn? Schreib es in den Bereich am Seitenrand.

Am Ende jedes Monats findest du weitere Reflexionsfragen. Du kannst diese Fragen im Laufe des Monats oder am Ende des Monats beantworten. Sei ganz frei darin. Vielmehr ist es eine Einladung, sanft mit dir in Verbindung zu sein. Wenn wir uns Zeit für uns nehmen, werden wir langsamer, bewusster und weicher. Frag dich selbst: Wie geht es mir mit mir?

DEIN JOURNAL

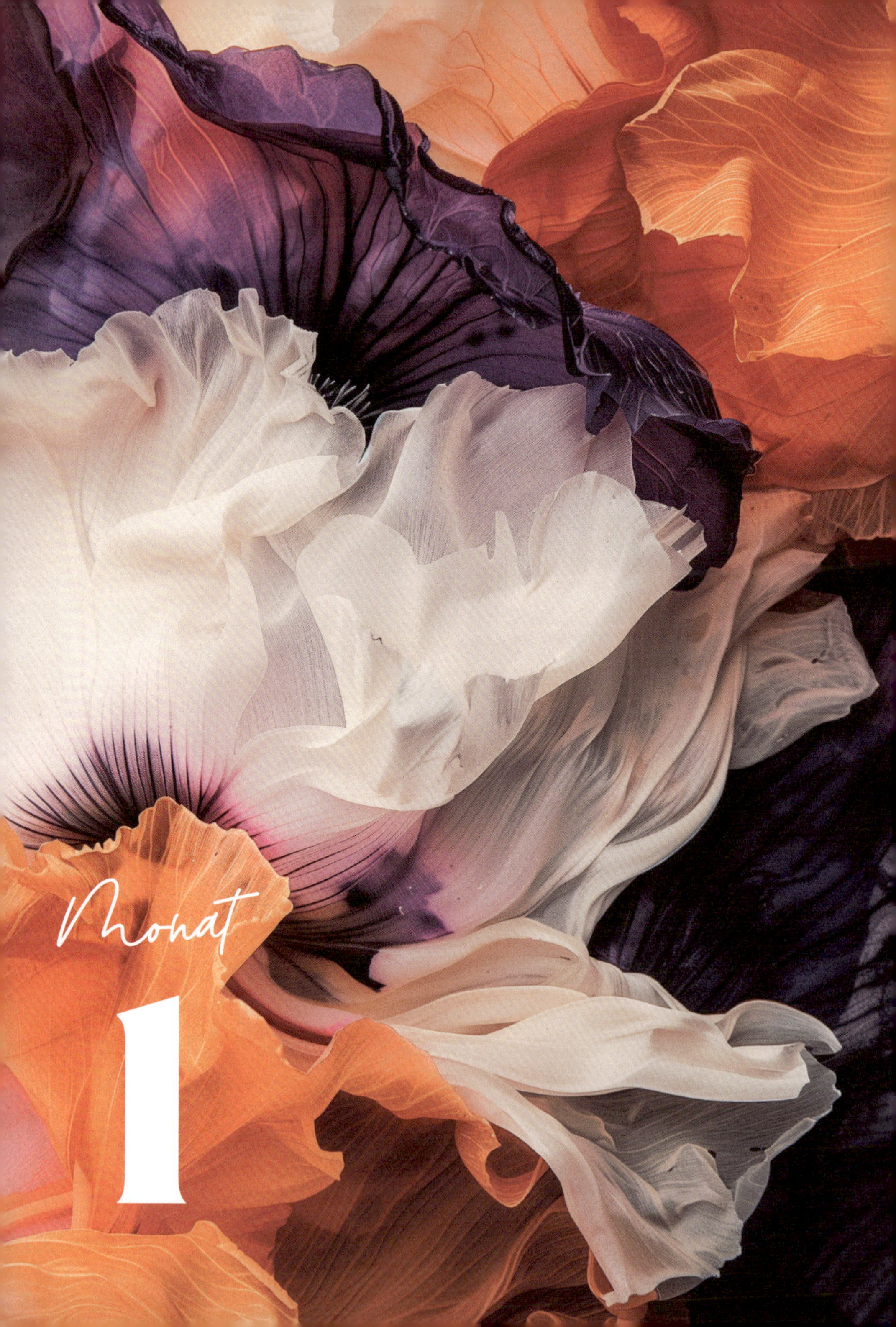
Monat
1

ZYKLUSMANDALA

Halte hier täglich dein Energielevel fest, indem du das Zyklusmandala nach deinem Empfinden ausmalst oder schraffierst. Je mehr Kreise du nach außen ausmalst, umso höher ist dein Energielevel.

Wenn du merkst, dass du in die nächste Phase übergehst, überspringe die restlichen Tage der ehemaligen Zyklusphase.

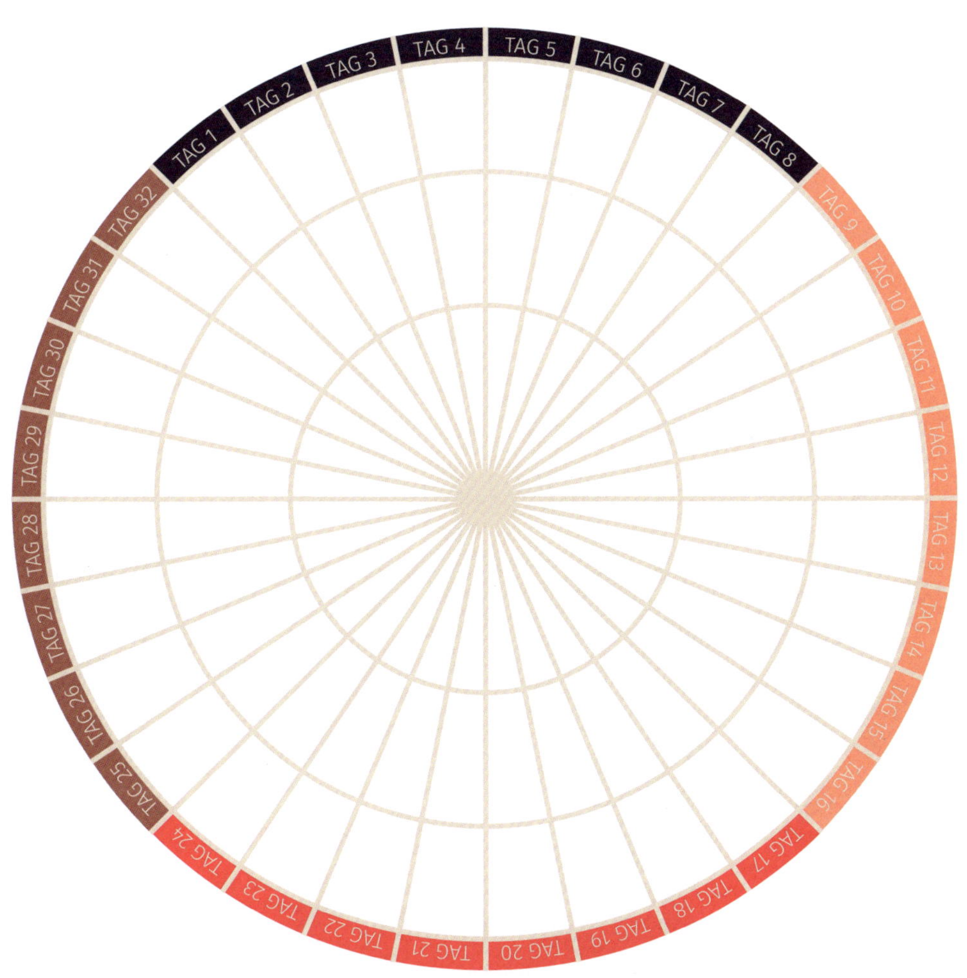

Meine Intention für diesen Monat:

MONATSAUSRICHTUNG

Das möchte ich in diesem Monat erschaffen:

MEIN TAG IM WINTER

M D M D F S S

Zyklustag:

Datum:

Meine Intention heute:

Wofür bin ich dankbar?

Was fiel mir heute leicht / was schwer?

Welche Gefühle hatte ich heute?

Was habe ich heute für mich getan?

MEIN TAG IM WINTER

M D M D F S S

Zyklustag:

Datum:

Meine Intention heute:

Wofür bin ich dankbar?

Was fiel mir heute leicht / was schwer?

Welche Gefühle hatte ich heute?

Was habe ich heute für mich getan?

MEIN TAG IM WINTER

M D M D F S S

Zyklustag:

Datum:

Meine Intention heute:

Wofür bin ich dankbar?

Was fiel mir heute leicht / was schwer?

Welche Gefühle hatte ich heute?

Was habe ich heute für mich getan?

MEIN TAG IM WINTER

M D M D F S S

Zyklustag:

Datum:

Meine Intention heute:

Wofür bin ich dankbar?

Was fiel mir heute leicht / was schwer?

Welche Gefühle hatte ich heute?

Was habe ich heute für mich getan?

MEIN TAG IM WINTER

M D M D F S S

Zyklustag:

Datum:

Meine Intention heute:

Wofür bin ich dankbar?

Was fiel mir heute leicht / was schwer?

Welche Gefühle hatte ich heute?

Was habe ich heute für mich getan?

MEIN TAG IM WINTER

M D M D F S S

Zyklustag:

Datum:

Meine Intention heute:

Wofür bin ich dankbar?

Was fiel mir heute leicht / was schwer?

Welche Gefühle hatte ich heute?

Was habe ich heute für mich getan?

MEIN TAG IM WINTER

M D M D F S S

Zyklustag:

Datum:

Meine Intention heute:

Wofür bin ich dankbar?

Was fiel mir heute leicht / was schwer?

Welche Gefühle hatte ich heute?

Was habe ich heute für mich getan?

MEIN TAG IM WINTER

M D M D F S S

Zyklustag:

Datum:

Meine Intention heute:

Wofür bin ich dankbar?

Was fiel mir heute leicht / was schwer?

Welche Gefühle hatte ich heute?

Was habe ich heute für mich getan?

MEIN TAG IM FRÜHLING

M D M D F S S

Zyklustag:

Datum:

Meine Intention heute:

Wofür bin ich dankbar?

Was fiel mir heute leicht / was schwer?

Welche Gefühle hatte ich heute?

Was habe ich heute für mich getan?

MEIN TAG IM FRÜHLING

M D M D F S S

Zyklustag:

Datum:

Meine Intention heute:

Wofür bin ich dankbar?

Was fiel mir heute leicht / was schwer?

Welche Gefühle hatte ich heute?

Was habe ich heute für mich getan?

MEIN TAG IM FRÜHLING

M D M D F S S

Zyklustag:

Datum:

Meine Intention heute:

Wofür bin ich dankbar?

Was fiel mir heute leicht / was schwer?

Welche Gefühle hatte ich heute?

Was habe ich heute für mich getan?

MEIN TAG IM FRÜHLING

M D M D F S S

Zyklustag:

Datum:

Meine Intention heute:

Wofür bin ich dankbar?

Was fiel mir heute leicht / was schwer?

Welche Gefühle hatte ich heute?

Was habe ich heute für mich getan?

MEIN TAG IM FRÜHLING

M D M D F S S

Zyklustag:

Datum:

Meine Intention heute:

Wofür bin ich dankbar?

Was fiel mir heute leicht / was schwer?

Welche Gefühle hatte ich heute?

Was habe ich heute für mich getan?

MEIN TAG IM FRÜHLING

M D M D F S S

Zyklustag:

Datum:

Meine Intention heute:

Wofür bin ich dankbar?

Was fiel mir heute leicht / was schwer?

Welche Gefühle hatte ich heute?

Was habe ich heute für mich getan?

MEIN TAG IM FRÜHLING

M D M D F S S

Zyklustag:

Datum:

Meine Intention heute:

Wofür bin ich dankbar?

Was fiel mir heute leicht / was schwer?

Welche Gefühle hatte ich heute?

Was habe ich heute für mich getan?

MEIN TAG IM FRÜHLING

M D M D F S S

Zyklustag:

Datum:

Meine Intention heute:

Wofür bin ich dankbar?

Was fiel mir heute leicht / was schwer?

Welche Gefühle hatte ich heute?

Was habe ich heute für mich getan?

MEIN TAG IM SOMMER

M D M D F S S

Zyklustag:

Datum:

Meine Intention heute:

Wofür bin ich dankbar?

Was fiel mir heute leicht / was schwer?

Welche Gefühle hatte ich heute?

Was habe ich heute für mich getan?

MEIN TAG IM SOMMER

M D M D F S S

Zyklustag:

Datum:

Meine Intention heute:

Wofür bin ich dankbar?

Was fiel mir heute leicht / was schwer?

Welche Gefühle hatte ich heute?

Was habe ich heute für mich getan?

MEIN TAG IM SOMMER

M D M D F S S

Zyklustag:

Datum:

Meine Intention heute:

Wofür bin ich dankbar?

Was fiel mir heute leicht / was schwer?

Welche Gefühle hatte ich heute?

Was habe ich heute für mich getan?

MEIN TAG IM SOMMER

M D M D F S S

Zyklustag:

Datum:

Meine Intention heute:

Wofür bin ich dankbar?

Was fiel mir heute leicht / was schwer?

Welche Gefühle hatte ich heute?

Was habe ich heute für mich getan?

MEIN TAG IM SOMMER

M D M D F S S

Zyklustag:

Datum:

Meine Intention heute:

Wofür bin ich dankbar?

Was fiel mir heute leicht / was schwer?

Welche Gefühle hatte ich heute?

Was habe ich heute für mich getan?

MEIN TAG IM SOMMER

M D M D F S S

Zyklustag:

Datum:

Meine Intention heute:

Wofür bin ich dankbar?

Was fiel mir heute leicht / was schwer?

Welche Gefühle hatte ich heute?

Was habe ich heute für mich getan?

MEIN TAG IM SOMMER

M D M D F S S

Zyklustag:

Datum:

Meine Intention heute:

Wofür bin ich dankbar?

Was fiel mir heute leicht / was schwer?

Welche Gefühle hatte ich heute?

Was habe ich heute für mich getan?

MEIN TAG IM SOMMER

M D M D F S S

Zyklustag:

Datum:

Meine Intention heute:

Wofür bin ich dankbar?

Was fiel mir heute leicht / was schwer?

Welche Gefühle hatte ich heute?

Was habe ich heute für mich getan?

MEIN TAG IM HERBST

M D M D F S S

Zyklustag:

Datum:

Meine Intention heute:

Wofür bin ich dankbar?

Was fiel mir heute leicht / was schwer?

Welche Gefühle hatte ich heute?

Was habe ich heute für mich getan?

MEIN TAG IM HERBST

M D M D F S S

Zyklustag:

Datum:

Meine Intention heute:

Wofür bin ich dankbar?

Was fiel mir heute leicht / was schwer?

Welche Gefühle hatte ich heute?

Was habe ich heute für mich getan?

MEIN TAG IM HERBST

M D M D F S S

Zyklustag:

Datum:

Meine Intention heute:

Wofür bin ich dankbar?

Was fiel mir heute leicht / was schwer?

Welche Gefühle hatte ich heute?

Was habe ich heute für mich getan?

MEIN TAG IM HERBST

M D M D F S S

Zyklustag:

Datum:

Meine Intention heute:

Wofür bin ich dankbar?

Was fiel mir heute leicht / was schwer?

Welche Gefühle hatte ich heute?

Was habe ich heute für mich getan?

MEIN TAG IM HERBST

M D M D F S S

Zyklustag:

Datum:

Meine Intention heute:

Wofür bin ich dankbar?

Was fiel mir heute leicht / was schwer?

Welche Gefühle hatte ich heute?

Was habe ich heute für mich getan?

MEIN TAG IM HERBST

M D M D F S S

Zyklustag:

Datum:

Meine Intention heute:

Wofür bin ich dankbar?

Was fiel mir heute leicht / was schwer?

Welche Gefühle hatte ich heute?

Was habe ich heute für mich getan?

MEIN TAG IM HERBST

M D M D F S S

Zyklustag:

Datum:

Meine Intention heute:

Wofür bin ich dankbar?

Was fiel mir heute leicht / was schwer?

Welche Gefühle hatte ich heute?

Was habe ich heute für mich getan?

MEIN TAG IM HERBST

M D M D F S S

Zyklustag:

Datum:

Meine Intention heute:

Wofür bin ich dankbar?

Was fiel mir heute leicht / was schwer?

Welche Gefühle hatte ich heute?

Was habe ich heute für mich getan?

MOMENTE DES MONATS, DIE ICH FEIERE

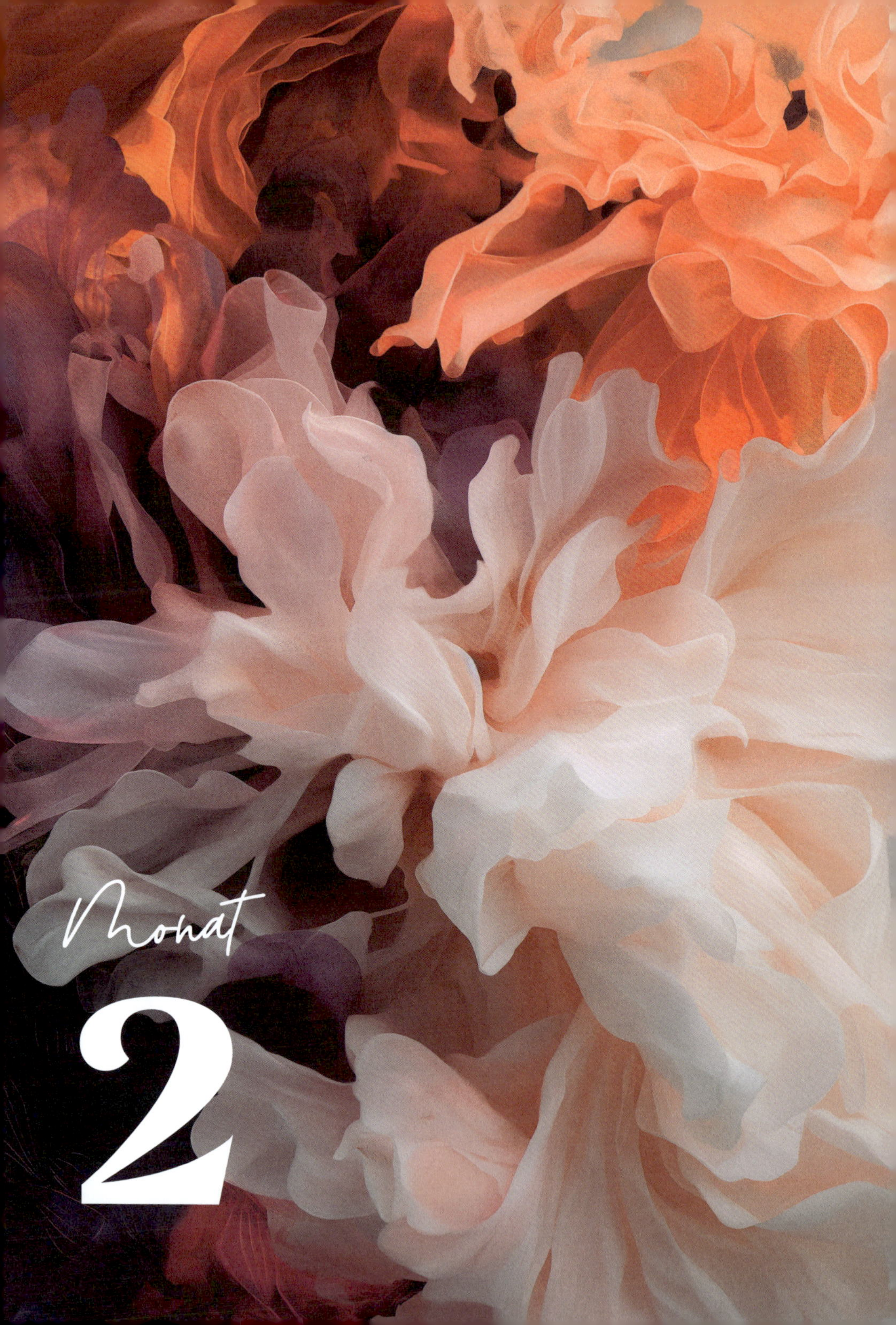
Monat
2

ZYKLUSMANDALA

Halte hier täglich dein Energielevel fest, indem du das Zyklusmandala nach deinem Empfinden ausmalst oder schraffierst. Je mehr Kreise du nach außen ausmalst, umso höher ist dein Energielevel.

Wenn du merkst, dass du in die nächste Phase übergehst, überspringe die restlichen Tage der ehemaligen Zyklusphase.

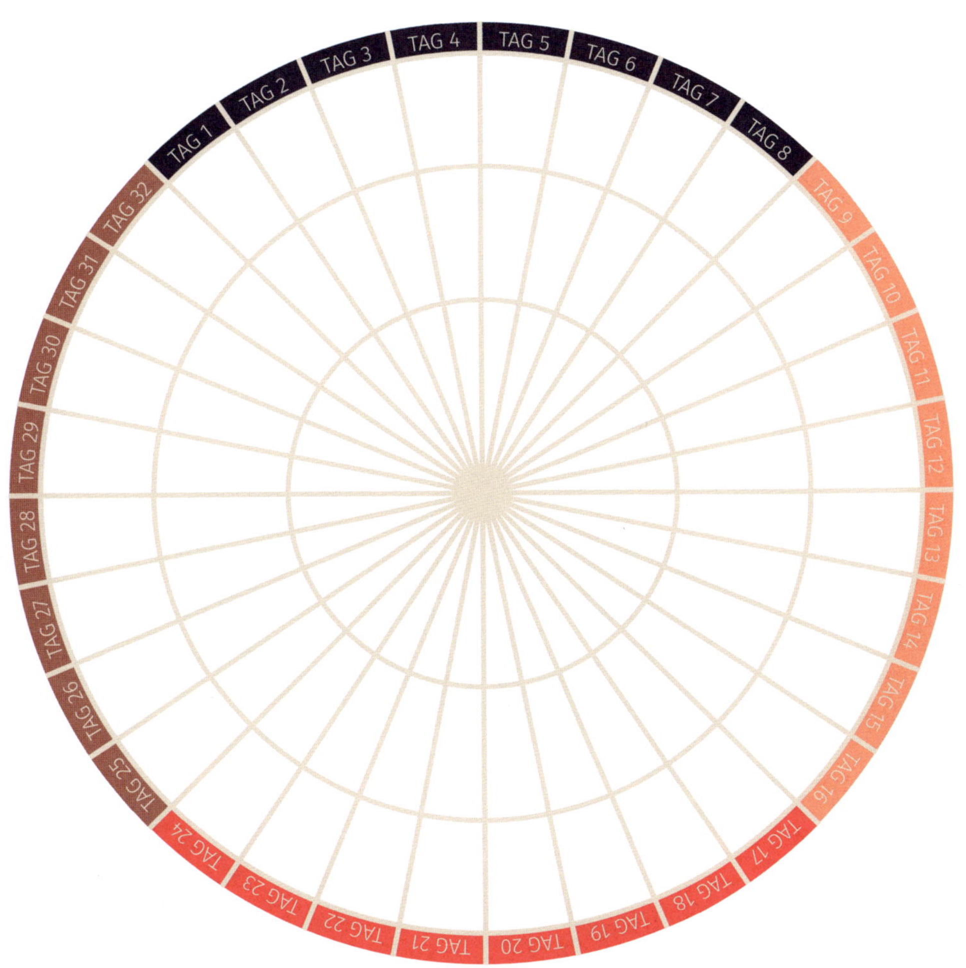

Meine Intention für diesen Monat:

MONATSAUSRICHTUNG

Das möchte ich in diesem Monat erschaffen:

MEIN TAG IM WINTER

M D M D F S S

Zyklustag:

Datum:

Meine Intention heute:

Wofür bin ich dankbar?

Was fiel mir heute leicht / was schwer?

Welche Gefühle hatte ich heute?

Was habe ich heute für mich getan?

MEIN TAG IM WINTER

M D M D F S S

Zyklustag:

Datum:

Meine Intention heute:

Wofür bin ich dankbar?

Was fiel mir heute leicht / was schwer?

Welche Gefühle hatte ich heute?

Was habe ich heute für mich getan?

MEIN TAG IM WINTER

M D M D F S S

Zyklustag:

Datum:

Meine Intention heute:

Wofür bin ich dankbar?

Was fiel mir heute leicht / was schwer?

Welche Gefühle hatte ich heute?

Was habe ich heute für mich getan?

MEIN TAG IM WINTER

M D M D F S S

Zyklustag:

Datum:

Meine Intention heute:

Wofür bin ich dankbar?

Was fiel mir heute leicht / was schwer?

Welche Gefühle hatte ich heute?

Was habe ich heute für mich getan?

MEIN TAG IM WINTER

M D M D F S S

Zyklustag:

Datum:

Meine Intention heute:

Wofür bin ich dankbar?

Was fiel mir heute leicht / was schwer?

Welche Gefühle hatte ich heute?

Was habe ich heute für mich getan?

MEIN TAG IM WINTER

M D M D F S S

Zyklustag:

Datum:

Meine Intention heute:

Wofür bin ich dankbar?

Was fiel mir heute leicht / was schwer?

Welche Gefühle hatte ich heute?

Was habe ich heute für mich getan?

MEIN TAG IM WINTER

M D M D F S S

Zyklustag:

Datum:

Meine Intention heute:

Wofür bin ich dankbar?

Was fiel mir heute leicht / was schwer?

Welche Gefühle hatte ich heute?

Was habe ich heute für mich getan?

MEIN TAG IM WINTER

M D M D F S S

Zyklustag:

Datum:

Meine Intention heute:

Wofür bin ich dankbar?

Was fiel mir heute leicht / was schwer?

Welche Gefühle hatte ich heute?

Was habe ich heute für mich getan?

MEIN TAG IM FRÜHLING

M D M D F S S

Zyklustag:

Datum:

Meine Intention heute:

Wofür bin ich dankbar?

Was fiel mir heute leicht / was schwer?

Welche Gefühle hatte ich heute?

Was habe ich heute für mich getan?

MEIN TAG IM FRÜHLING

M D M D F S S

Zyklustag:

Datum:

Meine Intention heute:

Wofür bin ich dankbar?

Was fiel mir heute leicht / was schwer?

Welche Gefühle hatte ich heute?

Was habe ich heute für mich getan?

MEIN TAG IM FRÜHLING

M D M D F S S

Zyklustag:

Datum:

Meine Intention heute:

Wofür bin ich dankbar?

Was fiel mir heute leicht / was schwer?

Welche Gefühle hatte ich heute?

Was habe ich heute für mich getan?

MEIN TAG IM FRÜHLING

M D M D F S S

Zyklustag:

Datum:

Meine Intention heute:

Wofür bin ich dankbar?

Was fiel mir heute leicht / was schwer?

Welche Gefühle hatte ich heute?

Was habe ich heute für mich getan?

MEIN TAG IM FRÜHLING

M D M D F S S

Zyklustag:

Datum:

Meine Intention heute:

Wofür bin ich dankbar?

Was fiel mir heute leicht / was schwer?

Welche Gefühle hatte ich heute?

Was habe ich heute für mich getan?

MEIN TAG IM FRÜHLING

M D M D F S S

Zyklustag:

Datum:

Meine Intention heute:

Wofür bin ich dankbar?

Was fiel mir heute leicht / was schwer?

Welche Gefühle hatte ich heute?

Was habe ich heute für mich getan?

MEIN TAG IM FRÜHLING

M D M D F S S

Zyklustag:

Datum:

Meine Intention heute:

Wofür bin ich dankbar?

Was fiel mir heute leicht / was schwer?

Welche Gefühle hatte ich heute?

Was habe ich heute für mich getan?

MEIN TAG IM FRÜHLING

M D M D F S S

Zyklustag:

Datum:

Meine Intention heute:

Wofür bin ich dankbar?

Was fiel mir heute leicht / was schwer?

Welche Gefühle hatte ich heute?

Was habe ich heute für mich getan?

MEIN TAG IM SOMMER

M D M D F S S

Zyklustag:

Datum:

Meine Intention heute:

Wofür bin ich dankbar?

Was fiel mir heute leicht / was schwer?

Welche Gefühle hatte ich heute?

Was habe ich heute für mich getan?

MEIN TAG IM SOMMER

M D M D F S S

Zyklustag:

Datum:

Meine Intention heute:

Wofür bin ich dankbar?

Was fiel mir heute leicht / was schwer?

Welche Gefühle hatte ich heute?

Was habe ich heute für mich getan?

MEIN TAG IM SOMMER

M D M D F S S

Zyklustag:

Datum:

Meine Intention heute:

Wofür bin ich dankbar?

Was fiel mir heute leicht / was schwer?

Welche Gefühle hatte ich heute?

Was habe ich heute für mich getan?

MEIN TAG IM SOMMER

M D M D F S S

Zyklustag:

Datum:

Meine Intention heute:

Wofür bin ich dankbar?

Was fiel mir heute leicht / was schwer?

Welche Gefühle hatte ich heute?

Was habe ich heute für mich getan?

MEIN TAG IM SOMMER

M D M D F S S

Zyklustag:

Datum:

Meine Intention heute:

Wofür bin ich dankbar?

Was fiel mir heute leicht / was schwer?

Welche Gefühle hatte ich heute?

Was habe ich heute für mich getan?

MEIN TAG IM SOMMER

M D M D F S S

Zyklustag:

Datum:

Meine Intention heute:

Wofür bin ich dankbar?

Was fiel mir heute leicht / was schwer?

Welche Gefühle hatte ich heute?

Was habe ich heute für mich getan?

MEIN TAG IM SOMMER

M D M D F S S

Zyklustag:

Datum:

Meine Intention heute:

Wofür bin ich dankbar?

Was fiel mir heute leicht / was schwer?

Welche Gefühle hatte ich heute?

Was habe ich heute für mich getan?

MEIN TAG IM SOMMER

M D M D F S S

Zyklustag:

Datum:

Meine Intention heute:

Wofür bin ich dankbar?

Was fiel mir heute leicht / was schwer?

Welche Gefühle hatte ich heute?

Was habe ich heute für mich getan?

MEIN TAG IM HERBST

M D M D F S S

Zyklustag:

Datum:

Meine Intention heute:

Wofür bin ich dankbar?

Was fiel mir heute leicht / was schwer?

Welche Gefühle hatte ich heute?

Was habe ich heute für mich getan?

MEIN TAG IM HERBST

M D M D F S S

Zyklustag:

Datum:

Meine Intention heute:

Wofür bin ich dankbar?

Was fiel mir heute leicht / was schwer?

Welche Gefühle hatte ich heute?

Was habe ich heute für mich getan?

MEIN TAG IM HERBST

M D M D F S S

Zyklustag:

Datum:

Meine Intention heute:

Wofür bin ich dankbar?

Was fiel mir heute leicht / was schwer?

Welche Gefühle hatte ich heute?

Was habe ich heute für mich getan?

MEIN TAG IM HERBST

M D M D F S S

Zyklustag:

Datum:

Meine Intention heute:

Wofür bin ich dankbar?

Was fiel mir heute leicht / was schwer?

Welche Gefühle hatte ich heute?

Was habe ich heute für mich getan?

MEIN TAG IM HERBST

M D M D F S S

Zyklustag:

Datum:

Meine Intention heute:

Wofür bin ich dankbar?

Was fiel mir heute leicht / was schwer?

Welche Gefühle hatte ich heute?

Was habe ich heute für mich getan?

MEIN TAG IM HERBST

M D M D F S S

Zyklustag:

Datum:

Meine Intention heute:

Wofür bin ich dankbar?

Was fiel mir heute leicht / was schwer?

Welche Gefühle hatte ich heute?

Was habe ich heute für mich getan?

MEIN TAG IM HERBST

M D M D F S S

Zyklustag:

Datum:

Meine Intention heute:

Wofür bin ich dankbar?

Was fiel mir heute leicht / was schwer?

Welche Gefühle hatte ich heute?

Was habe ich heute für mich getan?

MEIN TAG IM HERBST

M D M D F S S

Zyklustag:

Datum:

Meine Intention heute:

Wofür bin ich dankbar?

Was fiel mir heute leicht / was schwer?

Welche Gefühle hatte ich heute?

Was habe ich heute für mich getan?

MOMENTE DES MONATS, DIE ICH FEIERE

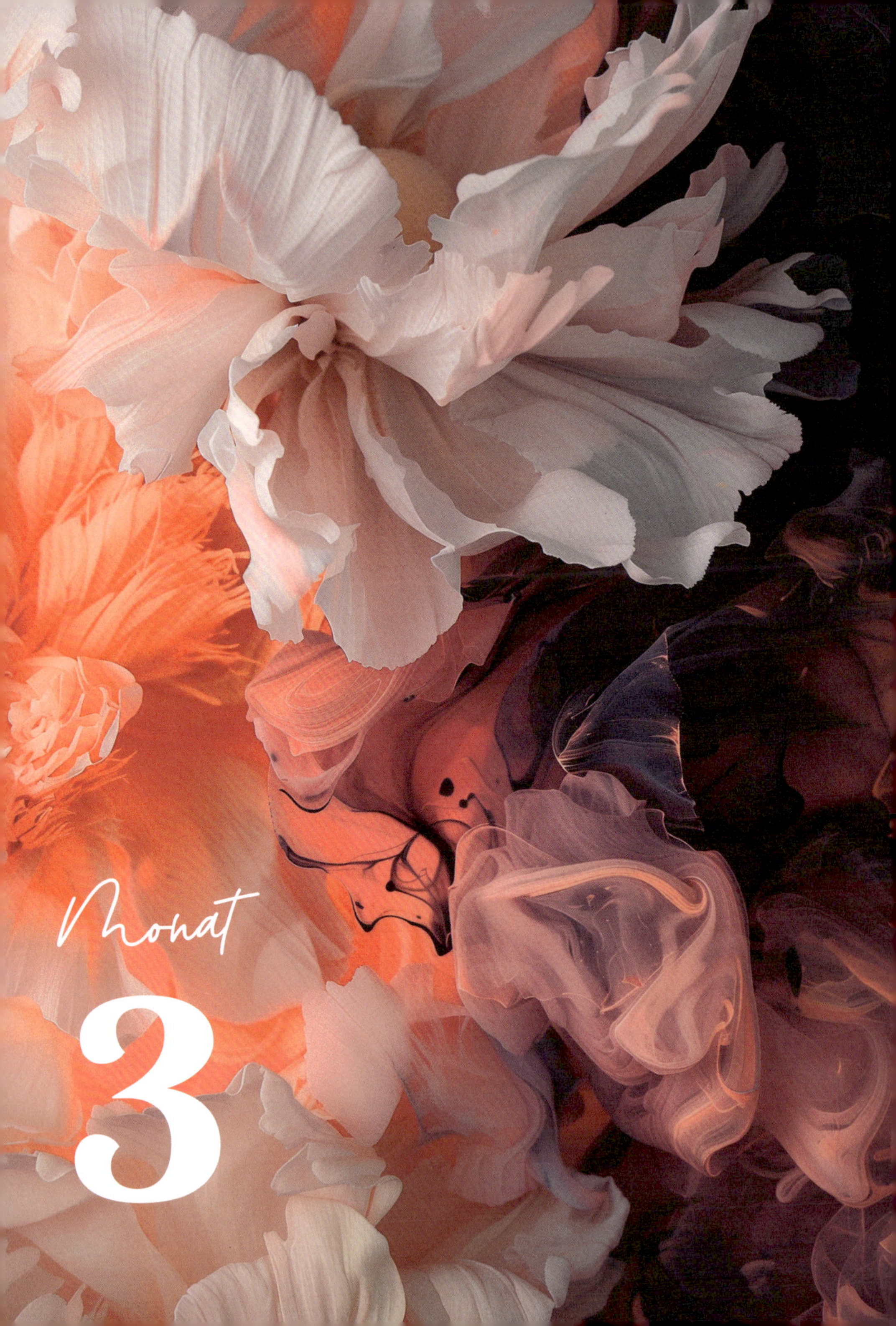
Monat
3

ZYKLUSMANDALA

Halte hier täglich dein Energielevel fest, indem du das Zyklusmandala nach deinem Empfinden ausmalst oder schraffierst. Je mehr Kreise du nach außen ausmalst, umso höher ist dein Energielevel.

Wenn du merkst, dass du in die nächste Phase übergehst, überspringe die restlichen Tage der ehemaligen Zyklusphase.

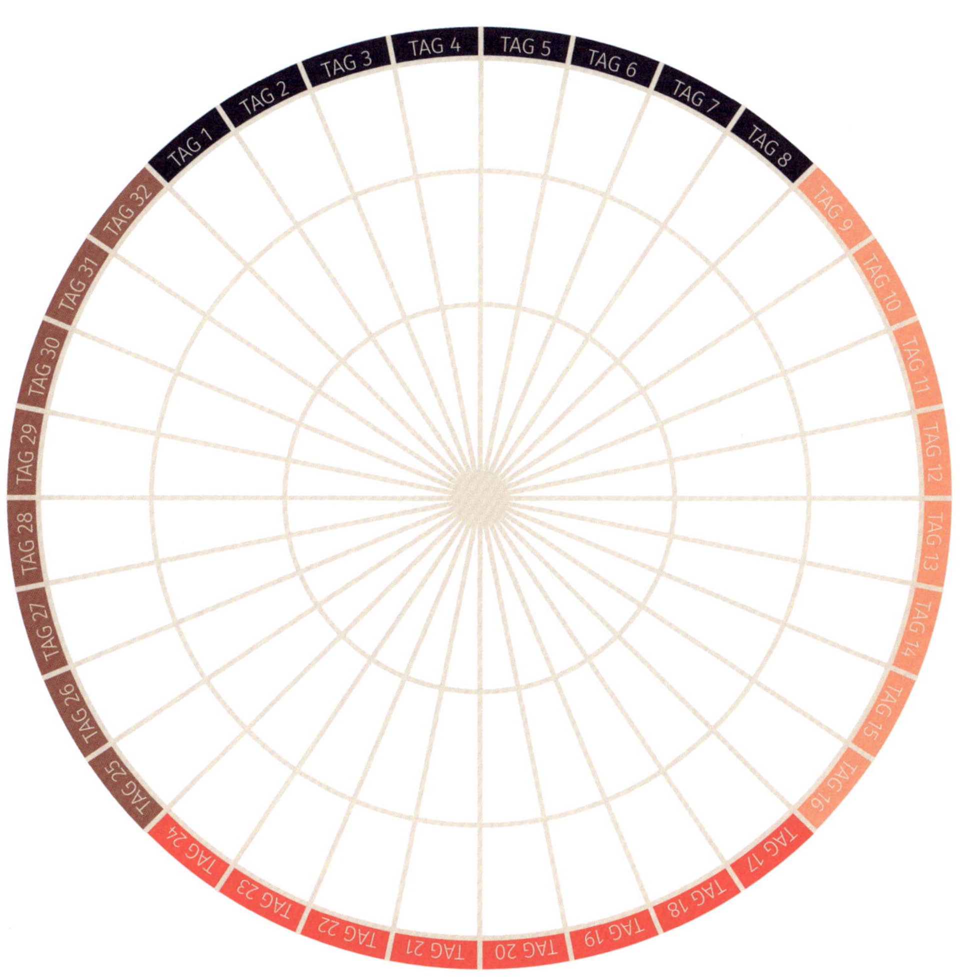

Meine Intention für diesen Monat:

MONATSAUSRICHTUNG

Das möchte ich in diesem Monat erschaffen:

MEIN TAG IM WINTER

M D M D F S S

Zyklustag:

Datum:

Meine Intention heute:

Wofür bin ich dankbar?

Was fiel mir heute leicht / was schwer?

Welche Gefühle hatte ich heute?

Was habe ich heute für mich getan?

MEIN TAG IM WINTER

M D M D F S S

Zyklustag:

Datum:

Meine Intention heute:

Wofür bin ich dankbar?

Was fiel mir heute leicht / was schwer?

Welche Gefühle hatte ich heute?

Was habe ich heute für mich getan?

MEIN TAG IM WINTER

M D M D F S S

Zyklustag:

Datum:

Meine Intention heute:

Wofür bin ich dankbar?

Was fiel mir heute leicht / was schwer?

Welche Gefühle hatte ich heute?

Was habe ich heute für mich getan?

MEIN TAG IM WINTER

M D M D F S S

Zyklustag:

Datum:

Meine Intention heute:

Wofür bin ich dankbar?

Was fiel mir heute leicht / was schwer?

Welche Gefühle hatte ich heute?

Was habe ich heute für mich getan?

MEIN TAG IM WINTER

M D M D F S S

Zyklustag:

Datum:

Meine Intention heute:

Wofür bin ich dankbar?

Was fiel mir heute leicht / was schwer?

Welche Gefühle hatte ich heute?

Was habe ich heute für mich getan?

MEIN TAG IM WINTER

M D M D F S S

Zyklustag:

Datum:

Meine Intention heute:

Wofür bin ich dankbar?

Was fiel mir heute leicht / was schwer?

Welche Gefühle hatte ich heute?

Was habe ich heute für mich getan?

MEIN TAG IM WINTER

M D M D F S S

Zyklustag:

Datum:

Meine Intention heute:

Wofür bin ich dankbar?

Was fiel mir heute leicht / was schwer?

Welche Gefühle hatte ich heute?

Was habe ich heute für mich getan?

MEIN TAG IM WINTER

M D M D F S S

Zyklustag:

Datum:

Meine Intention heute:

Wofür bin ich dankbar?

Was fiel mir heute leicht / was schwer?

Welche Gefühle hatte ich heute?

Was habe ich heute für mich getan?

MEIN TAG IM FRÜHLING

M D M D F S S

Zyklustag:

Datum:

Meine Intention heute:

Wofür bin ich dankbar?

Was fiel mir heute leicht / was schwer?

Welche Gefühle hatte ich heute?

Was habe ich heute für mich getan?

MEIN TAG IM FRÜHLING

M D M D F S S

Zyklustag:

Datum:

Meine Intention heute:

Wofür bin ich dankbar?

Was fiel mir heute leicht / was schwer?

Welche Gefühle hatte ich heute?

Was habe ich heute für mich getan?

MEIN TAG IM FRÜHLING

M D M D F S S

Zyklustag:

Datum:

Meine Intention heute:

Wofür bin ich dankbar?

Was fiel mir heute leicht / was schwer?

Welche Gefühle hatte ich heute?

Was habe ich heute für mich getan?

MEIN TAG IM FRÜHLING

M D M D F S S

Zyklustag:

Datum:

Meine Intention heute:

Wofür bin ich dankbar?

Was fiel mir heute leicht / was schwer?

Welche Gefühle hatte ich heute?

Was habe ich heute für mich getan?

MEIN TAG IM FRÜHLING

M D M D F S S

Zyklustag:

Datum:

Meine Intention heute:

Wofür bin ich dankbar?

Was fiel mir heute leicht / was schwer?

Welche Gefühle hatte ich heute?

Was habe ich heute für mich getan?

MEIN TAG IM FRÜHLING

M D M D F S S

Zyklustag:

Datum:

Meine Intention heute:

Wofür bin ich dankbar?

Was fiel mir heute leicht / was schwer?

Welche Gefühle hatte ich heute?

Was habe ich heute für mich getan?

MEIN TAG IM FRÜHLING

M D M D F S S

Zyklustag:

Datum:

Meine Intention heute:

Wofür bin ich dankbar?

Was fiel mir heute leicht / was schwer?

Welche Gefühle hatte ich heute?

Was habe ich heute für mich getan?

MEIN TAG IM FRÜHLING

M D M D F S S

Zyklustag:

Datum:

Meine Intention heute:

Wofür bin ich dankbar?

Was fiel mir heute leicht / was schwer?

Welche Gefühle hatte ich heute?

Was habe ich heute für mich getan?

MEIN TAG IM SOMMER

M D M D F S S

Zyklustag:

Datum:

Meine Intention heute:

Wofür bin ich dankbar?

Was fiel mir heute leicht / was schwer?

Welche Gefühle hatte ich heute?

Was habe ich heute für mich getan?

MEIN TAG IM SOMMER

M D M D F S S

Zyklustag:

Datum:

Meine Intention heute:

Wofür bin ich dankbar?

Was fiel mir heute leicht / was schwer?

Welche Gefühle hatte ich heute?

Was habe ich heute für mich getan?

MEIN TAG IM SOMMER

M D M D F S S

Zyklustag:

Datum:

Meine Intention heute:

Wofür bin ich dankbar?

Was fiel mir heute leicht / was schwer?

Welche Gefühle hatte ich heute?

Was habe ich heute für mich getan?

MEIN TAG IM SOMMER

M D M D F S S

Zyklustag:

Datum:

Meine Intention heute:

Wofür bin ich dankbar?

Was fiel mir heute leicht / was schwer?

Welche Gefühle hatte ich heute?

Was habe ich heute für mich getan?

MEIN TAG IM SOMMER

M D M D F S S

Zyklustag:

Datum:

Meine Intention heute:

Wofür bin ich dankbar?

Was fiel mir heute leicht / was schwer?

Welche Gefühle hatte ich heute?

Was habe ich heute für mich getan?

MEIN TAG IM SOMMER

M D M D F S S

Zyklustag:

Datum:

Meine Intention heute:

Wofür bin ich dankbar?

Was fiel mir heute leicht / was schwer?

Welche Gefühle hatte ich heute?

Was habe ich heute für mich getan?

MEIN TAG IM SOMMER

M D M D F S S

Zyklustag:

Datum:

Meine Intention heute:

Wofür bin ich dankbar?

Was fiel mir heute leicht / was schwer?

Welche Gefühle hatte ich heute?

Was habe ich heute für mich getan?

MEIN TAG IM SOMMER

M D M D F S S

Zyklustag:

Datum:

Meine Intention heute:

Wofür bin ich dankbar?

Was fiel mir heute leicht / was schwer?

Welche Gefühle hatte ich heute?

Was habe ich heute für mich getan?

MEIN TAG IM HERBST

M D M D F S S

Zyklustag:

Datum:

Meine Intention heute:

Wofür bin ich dankbar?

Was fiel mir heute leicht / was schwer?

Welche Gefühle hatte ich heute?

Was habe ich heute für mich getan?

MEIN TAG IM HERBST

M D M D F S S

Zyklustag:

Datum:

Meine Intention heute:

Wofür bin ich dankbar?

Was fiel mir heute leicht / was schwer?

Welche Gefühle hatte ich heute?

Was habe ich heute für mich getan?

MEIN TAG IM HERBST

M D M D F S S

Zyklustag:

Datum:

Meine Intention heute:

Wofür bin ich dankbar?

Was fiel mir heute leicht / was schwer?

Welche Gefühle hatte ich heute?

Was habe ich heute für mich getan?

MEIN TAG IM HERBST

M D M D F S S

Zyklustag:

Datum:

Meine Intention heute:

Wofür bin ich dankbar?

Was fiel mir heute leicht / was schwer?

Welche Gefühle hatte ich heute?

Was habe ich heute für mich getan?

MEIN TAG IM HERBST

M D M D F S S

Zyklustag:

Datum:

Meine Intention heute:

Wofür bin ich dankbar?

Was fiel mir heute leicht / was schwer?

Welche Gefühle hatte ich heute?

Was habe ich heute für mich getan?

MEIN TAG IM HERBST

M D M D F S S

Zyklustag:

Datum:

Meine Intention heute:

Wofür bin ich dankbar?

Was fiel mir heute leicht / was schwer?

Welche Gefühle hatte ich heute?

Was habe ich heute für mich getan?

MEIN TAG IM HERBST

M D M D F S S

Zyklustag:

Datum:

Meine Intention heute:

Wofür bin ich dankbar?

Was fiel mir heute leicht / was schwer?

Welche Gefühle hatte ich heute?

Was habe ich heute für mich getan?

MEIN TAG IM HERBST

M D M D F S S

Zyklustag:

Datum:

Meine Intention heute:

Wofür bin ich dankbar?

Was fiel mir heute leicht / was schwer?

Welche Gefühle hatte ich heute?

Was habe ich heute für mich getan?

MOMENTE DES MONATS, DIE ICH FEIERE

Immer wieder berührte mich
eine Wahrheit,
die tief in meiner Seele
verwurzelt ist -

meine Intuition.

RAUM FÜR DEINE GESCHICHTEN UND ERKENNTNISSE

Herzlichen Glückwunsch!

Wow!! Danke, Danke, Danke! Du bist bis hierhergekommen. Großartig! Wunderbar. Zeit, dich zu feiern!

Danke, dass du bereit warst, tiefer in dir zu forschen und dir selbst zu lauschen. Vielleicht hast du auch das ein oder andere kritisch hinterfragt. Ich hoffe, ich konnte dir viele neue Impulse geben, wie du deinen weiblichen Zyklus wahrnimmst, wie du deine weibliche Natur würdigst und wie du all dem ein kleines Stückchen mehr Aufmerksamkeit in deinem Alltag schenkst. Damit deine Weiblichkeit ihren schönsten Ausdruck findet, ohne sie länger als Last zu empfinden.

Was hast du für dich mitgenommen? Was hast du erkannt? Was hat dich berührt?

Schreibe es hier jetzt noch auf!

Ich hoffe, du hast neue Erkenntnisse gewonnen und dich selbst besser kennengelernt. Meine Geschichte und die der anderen Frauen und Männer haben dir vielleicht Hoffnung gegeben und ein neues Verständnis für die Wichtigkeit vermittelt, dieses Stigma zu überwinden.

Wir alle können einen kleinen Beitrag zur Veränderung leisten, indem wir unsere Geschichten teilen. Ich freue mich, wenn du deine Erfahrungen mit deinen Freundinnen, der Community und mit mir teilst.

Erzähle davon, sprich darüber – mit den Kindern, deiner Schwester, deinen Freundinnen, deiner Familie oder deinen Kolleginnen. Und lass andere wissen, was du über dich erfahren hast und was hast du umgesetzt? Lass uns teilhaben.

Wie? Schreib mir eine E-Mail an: community@constanzebaier.com oder komm in meine Telegram-Gruppe #ZyklusWandel. Möchtest du deine Geschichte auf Social Media teilen? Dann verwende den Hashtag #ZyklusWandel. So kann jeder sehen, was es dazu gibt, und wir können uns gegenseitig weiter inspirieren.

Hier bekommst du Zugang zum **Bonus-Material**. Du findest auch **weiterführende Materialien** und einen Überblick über die **nächsten Workshops und meine Coaching-Programme**.

WWW.CONSTANZEBAIER.COM/ZYKLUS

Bist du dabei, das Stigma zu überwinden und uns gegenseitig zu erinnern? Zusammen können wir wandeln. Zusammen können wir eine neue Geschichte schreiben – eine Geschichte der Ermächtigung, des Wandels und der Selbstliebe.

#unverschämtWEIBLICH #unverschämtDU #unverschämtFRAU

Ich freue mich darauf, von dir zu hören!

In Liebe und Dankbarkeit, Constanze

Durch das Erzählen
unserer Geschichten
heilen und ermächtigen
wir uns und andere.

SCHLUSSTEIL

Danksagung – Die Gemeinschaft, die trägt und inspiriert

Danke dir, dass du diese Worte liest. Du bist nun Teil einer wachsenden Gemeinschaft, die sich an dieses Wissen erinnert und es zurück in ihr Bewusstsein holt.

Ich möchte jeder Frau danken, die mir bisher begegnet ist – meiner Schwester, meinen Herzensschwestern, meinen Lehrerinnen, Weggefährtinnen und meinen Kundinnen.

Es berührt mich sehr, wenn ihr mich an euren Erlebnissen und ganz persönlichen Geschichten teilhaben lasst. Danke für euer Vertrauen.

Ich danke jeder Frau, die ich in meinen Talks, Seminaren und Coachings begleiten durfte – ihr seid der Grund, warum ich dieses Wissen in Worte fasse, auch wenn Schreiben nicht meine Stärke ist. Eure einzigartigen Geschichten haben mich berührt und inspiriert.

Ein besonderer Dank gebührt meiner Mum und meine Großmutter, durch deren Zyklus ich auf dieser Welt bin. Mum, ich danke dir von ganzem Herzen für deine Unterstützung und deinen Glauben an mich und meine Arbeit.

Ihr wart sofort „Sisters in Crime“, als ich von einem Seminar mit der Idee zurückkam, ein Zyklus-Journal umzusetzen. Von Herzen möchte ich mich bei euch bedanken, liebe Anja Hofstötter (Grafikerin) und Daniela Binder (Künstlerin). Ihr wart nicht nur der kreative Teil, sondern wir haben auch gemeinsam erforscht, wie zyklisch arbeiten geht.

Mit absoluter Leidenschaft und Begeisterung setzt du liebe Lisa Vanovitch und dein großartiges Team von VANOVI DESIGN & edition progris Bücher um und unterstützt Coaches in ihrer Sichtbarkeit. Von der Idee, über das Lektorat bis hin zur Vermarktung habt ihr mein Journal begleitet. Wunderbar, ich habe mich so gut aufgehoben gefühlt.

Ein herzliches Dankeschön geht auch an meine Testleserinnen – euer konstruktives Feedback hat dazu beigetragen, dieses Journal zu verfeinern und zu dem zu machen, was es jetzt ist.

Ich bin unendlich dankbar, solch wunderbare Freundinnen an meiner Seite zu haben. Ihr habt mich ermutigt und bestärkt, auch in Momenten des Zweifels. Euer Vertrauen, eure liebevollen Worte und eure Unterstützung bedeuten mir sehr viel und lassen mich weiter gehen.

Und schließlich möchte ich mich auch bei all den Männern bedanken. Euer offenes Fragen und respektvolles Interesse am weiblichen Zyklus tragen dazu bei, neues Bewusstsein zu schaffen und generationenübergreifende Wunden zu heilen.

Zusammen erschaffen wir ein neues Bewusstsein und eine nachhaltige, innere Würdigung für die weibliche Ur-Natur.

MEINE REISE MIT #UNVERSCHÄMT.WEIBLICH

Ich bin Constanze Baier und ich unverschämt weiblich.

Während eines Seminars 2019, ungefähr 6 Monate nachdem ich meine fast 20-jährige Karriere im Vertrieb an den Nagel gehängt hatte, kam mir in einer Meditation: #unverschämtichselbst. Mir wurde klar: Ich wollte endlich ich selbst sein – in allen Bereichen meines Lebens.

Heute fließt die Essenz meines eigenen transformierenden Prozesses in meine Arbeit ein. Unverschämt.WEIBLICH entstand aus meinem tiefen Wunsch, alles sein zu können. Ich wollte mich von meiner eigenen Bewertung und die der Anderen lösen.

Die Doppeldeutigkeit des Wortes UNVERSCHÄMT liebe ich besonders. Auf der einen Seite steht es für frech und spritzig, für das selbstbestimmte Leben und das Folgen der inneren Stimme und Weisheit. Auf der anderen Seite steckt das Wort SCHAM darin. Je mehr ich mich mit meiner eigenen Verletzlichkeit auseinandersetzte, desto mehr wurde ich mit meiner tiefsitzenden Scham konfrontiert. Diese Ängste und Glaubenssätze hielten mich immer wieder zurück, meine prachtvolle Weiblichkeit zu würdigen und mein weibliches Potenzial voll auszuleben – egal, was die anderen sagen. Einfach, wild und lustvoll mich selbst (aus)leben.

Fast 20 Jahre lang arbeitete ich in verschiedenen Vertriebs- und Führungspositionen für die größten Unternehmen in der Elektronikindustrie. Ich war eine der wenigen Frauen in Führungsverantwortung und verantwortete mehr als 100 Millionen Euro Budget. Nach äußerlichen Maßstäben hatte ich alles erreicht. Doch ich wusste, was es heißt, als Frau „seinen Mann zu stehen" in einer Männerwelt. Oft habe ich meine eigenen Bedürfnisse nicht gekannt oder hintenangestellt. Ich zweifelte an mir, war überfordert und überschritt ständig meine Grenzen. Meine Lebendigkeit und Lebensfreude hatte ich tief vergraben, um erfolgreich zu sein.

Ein Wendepunkt war ein Frauen-Seminar im Jahr 2012. Dort erkannte ich die besondere Magie, die unter Frauen entsteht, wenn sie sich gegenseitig kraftvoll unterstützen. Ich entdeckte eine neue Seite meiner selbst und wurde weicher. Es war ein Geschenk, meine Verletzlichkeit und Weiblichkeit neu zu entdecken.

2015 nahm ich eine Auszeit und vertiefte mein Wissen durch internationale Lehrer. Daraus entwickelte ich meinen eigenen Coachingstil mit einem ganzheitlichen Ansatz. Nach einem dramatischen Vorfall 2018 kündigte ich meinen Job und beendete meine Vertriebs-Karriere. Ich entschied mich, ab sofort bedingungslos meiner inneren Stimme zu folgen. Diese Entscheidung führte mich nach Bali, wo ich eine transformative Heilung erlebte.

Heute begleite ich Frauen dabei, bei sich selbst anzukommen, sich neu zu entdecken und all ihre Facetten liebevoll zu umarmen, um ihr volles Potenzial zu entfalten. Für mich ist der weibliche Körper ein Palast, den wir mit Freude und Würde bewohnen sollten. Unsere Weiblichkeit zu leben bedeutet auch, mit unserem Zyklus in Einklang zu sein.

Seit ich mir erlaube, in Achtsamkeit mit den Phasen meines Zyklus zu leben, bin ich sanfter mit mir selbst geworden. Früher lebte ich den linearen Rhythmus anderer, heute gönne ich mir bewusste Auszeiten und plane wichtige Termine in meine aktive Zeit.

Für mich ist der weibliche Körper ein phantastisches Mysterium, das wir würdigen und feiern sollten.

Tauche ein

In Verbindung mit dir.
In der Intimität entspringt
eine neue verheißungsvolle
Epoche.